rororo gesundes leben
Lektorat Katrin Helmstedt

Petra Otto

Das sanfte Beckenbodentraining

Die Kraft spüren, die Entspannung genießen

Mit Fotos von Horst Lichte

 Empfohlen vom Berufsverband der staatlich
geprüften Gymnastiklehrerinnen und -lehrer e.V.
Deutscher GymnastikBund DGYMB

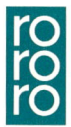

Rowohlt

Wichtiger Hinweis

Die Ratschläge in diesem Buch sind zwar nach bestem Wissen und Gewissen sorgfältig erwogen und geprüft worden, die Informationen und Ratschläge stellen jedoch keinen Ersatz für medizinische Betreuung dar. Eine Haftung für den Eintritt des Erfolges oder eine Haftung für Personen-, Sach- oder Vermögensschäden, die sich aus dem Gebrauch oder Mißbrauch der in diesem Buch dargestellten Nahrungsmittel, der Methoden oder sonstigen Hinweise ergibt, ist für Verlag, Autor und / oder deren Beauftragte ausgeschlossen.

Wir danken der Firma Warm Sports für die Bekleidungsausstattung unseres Modells für die Fotoaufnahmen.

4. Auflage März 2005

Originalausgabe
Veröffentlicht im Rowohlt Taschenbuch Verlag,
Reinbek bei Hamburg, April 1999
Copyright © 1999 by Rowohlt Taschenbuch Verlag
GmbH, Reinbek bei Hamburg
Redaktion Thorsten Krause
Umschlaggestaltung Barbara Thoben
(Fotos: Ariel Verdi / Stock Image / Premium)
Satz Bembo und Gill Sans PostSript,
QuarkXPress 3.32
Gesamtherstellung Clausen & Bosse, Leck
Printed in Germany
ISBN 3 499 60354 3

Inhalt

Einführung

Es gibt gute Gründe, um dieses Buch in den Händen zu halten:

- Sie sind einfach nur neugierig und fragen sich: «Beckenbodentraining, was ist das?» Sehr gut – je früher Sie von der Bedeutung dieser wichtigen Muskeln erfahren, um so eher können Sie vorbeugend mit dem Training beginnen.
- Sie sind schwanger, haben im Geburtsvorbereitungskurs Bekanntschaft mit dem Beckenboden gemacht und möchten mehr darüber erfahren.
- Sie haben (nach der Schwangerschaft) Probleme mit dem Beckenboden, spüren in diesem Bereich eine Schwäche oder ein Schweregefühl.
- Sie haben Schmerzen im unteren Rücken und fühlen sich im Beckenbereich verspannt.
- Sie möchten Ihre sexuelle Empfindungsfähigkeit verbessern.
- Sie haben eine Gebärmutter- oder Scheidensenkung.
- Sie leiden unter Harninkontinenz und verlieren unfreiwillig ein paar Tröpfchen Urin, z. B. bei plötzlicher Belastung wie Husten, Niesen und Springen. Vergleichbares gilt auch für die Stuhlinkontinenz.

Der Beckenboden besteht aus Muskeln, die den knöchernen Beckenausgang nach unten abschließen und entsprechende Öffnungen für Harnröhre, After und bei der Frau für die Scheide lassen. Diese Muskeln können zu schwach werden oder sehr verspannt sein. Doch sie lassen sich «beüben», wie jeder andere Muskel im Körper auch.

Der Beckenboden hat eine sehr wichtige Bedeutung für das körperliche und seelische Wohlbefinden. Dennoch ist er vielen Menschen fremd und unbekannt oder wird, etwas peinlich und schamhaft berührt, nur hinter vorgehaltener Hand erwähnt. Die meisten Menschen haben für diesen Bereich «dort unten» noch nicht einmal einen Namen. Das macht es noch schwieriger, darüber zu sprechen.

Das Anliegen dieses Buches ist, Sie mit Ihrem Beckenboden vertrauter zu machen, diesen Bereich zu enttabuisieren und eine praktische Anleitung zum Üben zu vermitteln. Das Buch richtet sich in erster Linie an Frauen. Beckenbodenprobleme bei Männern sind aufgrund der anatomischen Gegebenheiten seltener. Aber auch sie können von den Übungen profitieren.

Lassen Sie uns offen darüber sprechen. Schämt sich heutzutage ein Mensch dafür, daß er Rückenbeschwerden hat? Daß er aus gesundheitlichen oder kosmetischen Gründen etwas für seinen Körper tut? Wie viele Menschen gehen inzwischen in Fitneßstudios und Vereine, um ihre Muskeln zu trainieren? Sollte es mit dem Bereich «da unten» etwas anderes sein? Haben Sie in einer Gymnastikstunde schon einmal erlebt, daß jemand vom Beckenboden gesprochen hat? Vielleicht hat man Ihnen gesagt, Sie sollen die Gesäßmuskeln zusammenkneifen – aber das ist etwas anderes. Es gibt auf diesem Gebiet viel Aufklärungsarbeit zu leisten. Fangen wir an!

Ich erlebe immer wieder, wie entlastend es für die betreffenden Frauen (und Männer) ist, dieses Tabuthema offen anzusprechen und mögliche Lösungswege aufzuzeigen. Seien Sie sozusagen Ihrer Zeit voraus, seien Sie Pionierin auf diesem Trainingsgebiet, und sprechen Sie mit anderen Frauen offen über das Thema. Sie werden überrascht sein, wie viele Wegbegleiterinnen Sie finden werden.

Dieses Buch soll Ihnen auf Ihrem Weg eine praktische Hilfe sein. Die Grundlage bilden die anatomisch-physiologischen Gegebenheiten des menschlichen Körpers. Diese werden durch die praktischen Übungen körperlich verankert. Genaue Bewegungsbeschreibungen und Fotos erleichtern das Üben. Und hierbei ist es wie bei allen neuen Dingen. Erinnern Sie sich daran, wie Sie lesen gelernt haben. Erst einzelne Buchstaben, dann Worte, dann ganze Sätze. Heute lesen Sie dieses Buch ganz selbstverständlich. So wird es auch mit dem Beckenbodentraining sein. Nach und nach werden Sie Ihren Beckenboden kennenlernen, einzelne Übungen erproben, so daß sich mit der Zeit wie von selbst ein Bewußtsein für Ihren Beckenboden bildet, das Sie in Ihren Alltag integrieren können.

Dieses Bewußtsein muß sich bei den meisten Menschen erst entwickeln. Die Beckenbodenmuskeln bewegen nämlich kein Gelenk, wie z. B. der Armbeuger (Bizeps) den Ellenbogen. Und sie sind von außen nicht sichtbar. Damit sind Sie einzig und allein auf Ihr Körpergefühl angewiesen. Sicher können Sie beim Blick in den Spiegel sehen, ob Ihre Gesichtsmuskeln angespannt sind oder die Stirn in Falten gelegt ist. Aber können Sie das auch bei geschlossenen Augen spüren, es sozusagen mit Ihrem inneren Auge, dem Muskelsinn (kinästhetischer Sinn) erfühlen?

Probieren Sie es gleich einmal aus: Nehmen Sie die Spannung in Ihrem Gesicht wahr? Wo sind Sie angespannt, wo entspannt? Spüren Sie Ihren Mundraum, wo liegt Ihre Zunge, beißen Sie die Zähne zusammen?

Wahrscheinlich ist das schon schwieriger wahrzunehmen. Viele Menschen vernachlässigen das Gefühl für ihren Körper. Das ist der Grund, warum das sanfte Beckenbodentraining mit der Schulung der Entspannungsfähigkeit und der Entwicklung der Körperwahrnehmung beginnt. Ruhig werden und bei sich selbst ankommen ist eine wichtige Voraussetzung für die folgenden tonusregulierenden Übungen des Beckenbodens. Das Hinführen und «Befassen» mit der eigenen Körperlichkeit wird Ihnen mehr Selbstvertrauen vermitteln und für Ihren Alltag mehr Sicherheit geben.

Petra Otto

Aufgaben und Belastungen des Beckenbodens

Was sind die Aufgaben des Beckenbodens, und welchen Belastungen ist er ausgesetzt? Warum ist es notwendig, den Beckenboden zu trainieren?

Würde der Mensch noch wie vor Urzeiten auf allen vieren laufen, gäbe es wohl kaum Beckenbodenprobleme. Die Organe und Eingeweide würden von den Bauchmuskeln wie in einer Hängematte getragen werden. Der Beckenboden im Spiel mit der Schwerkraft wäre entlastet.

Durch die Erlangung der aufrechten Haltung ruhen jedoch die Organe, die inneren Eingeweide, die Blase, der Darm und bei Frauen die Gebärmutter auf dem Beckenboden, der diese im Sinne einer Stütz- und Haltefunktion im kleinen Becken und Bauchraum mit trägt. Die Organe werden ihrerseits durch Bänder und Bindegewebe in ihrer Stellung gehalten, so daß der Beckenboden darüber Entlastung erfährt. Unterstützung bekommen die Organe zusätzlich durch die Bauchmuskeln. Wenn in diesem Gefüge ein Ungleichgewicht entsteht, geht dies immer, bedingt durch die Schwerkraft, zu Lasten des Beckenbodens. In der Schwangerschaft übernimmt der Beckenboden einerseits eine Stützfunktion für das heranwachsende Kind und erfährt andererseits dadurch zunehmend Belastung. Eine aufrechte Körperhaltung entlastet hierbei das Kreuz, den Beckenboden und bietet dem Kind eine optimale Lage.

Während der Geburt gibt der Beckenboden seine Haltefunktion auf und muß in der Lage sein, zu entspannen, loszulassen und dem Kind Raum zu geben. Die letzte Phase der Geburt verläuft um so leichter, je besser der Beckenboden entspannt werden kann. Dennoch ist er extremer Dehnung ausgesetzt. So können Überdehnungen der inneren Beckenbodenschicht (Diaphragma pelvis) zu Senkungen der inneren Geschlechtsorgane führen.

Gleichzeitig kann es während der Geburt zu Einrissen des Afterhebers (M. levator ani) kommen, die darüber zu Schädigungen der inneren Beckenbodenschicht (Diaphragma pelvis) führen. Häufig ist nach der Geburt, bedingt durch die enorme Ausdehnung der Muskeln, deren Koordination beeinträchtigt. Das bedeutet auch, daß dieser Körperbereich schwer differenziert wahrgenommen werden kann. Wenn durch einen operativen Eingriff eine Naht an Scheide oder Damm entstanden ist, so ist die Aktivierung der Muskeln schmerzhaft, und es wird einige Zeit brauchen, bis Sie mit dem Üben beginnen können.

Doch auch bei Frauen, die nicht geboren haben, können Dauerbelastungen im Alltag, z. B. durch langes Stehen, krummes Sitzen, schweres Heben und falsches Bauchmuskeltraining, ebenfalls zu einer Schwächung der Beckenbodenmuskeln führen. Dies führt nicht selten zu Beschwerden auch im unteren Rücken. Die Erhöhung des Bauchinnenraums (intraabdominaler Druck) bei chronischem Husten, das Niesen oder das Pressen (z. B. bei chronischer Verstopfung) erhöhen die Druckbelastung auf den Beckenboden. Falsche Atemgewohnheiten und die gleichzeitige Verminderung der Lungenzugwirkung im Alter belasten den Beckenboden nachhaltig. Der Verschluß des Beckenausgangs muß dieser Belastung standhalten, gleichzeitig aber auch die Öffnungen von Harnröhre, Scheide und Darm ermöglichen. Ist die verschließende Funktion des Beckenbodens beeinträchtigt, so kann es zu Harn- oder seltener zu Stuhlinkontinenz kommen.

Der Beckenboden erfüllt also mehrere Funktionen. Er kann tragen, sich verschließen und sich öffnen, dabei aufnehmen und abgeben. Gleichzeitig ist er auch das Zentrum verschiedener mit diesen Eigenschaften verbundener Gefühle wie Lust, Scham, Ekel und Verletzung.

DER KÖRPER

Körperliche Grundlagen

Die anatomisch-physiologischen Grundlagen des menschlichen Körpers bilden die Basis für das praktische Üben. Um funktionelle Zusammenhänge leichter zu verstehen, ist es hilfreich, sich ein Bild von dem zu machen, was beschrieben wird: äußerlich durch das Betrachten der anatomischen Abbildungen und innerlich durch das Ertasten und Erspüren. So kann sich das gewonnene Wissen körperlich verankern.

Die Entspannungs- und Wahrnehmungsübungen (s. Seite 33 ff, 43 ff) werden Sie dabei unterstützen.

Anatomie des knöchernen Beckens

Das *Becken* (Pelvis) bildet den unteren Abschluß des Rumpfes und steht mit den unteren Extremitäten in Verbindung. Es ist das Zentrum der Bewegungsübertragung zwischen Ober- und Unterkörper. Die knöcherne Grundlage bildet der *Beckenring*, auch Beckengürtel genannt, weil dieser die drei beteiligten Knochen ringförmig zusammenschließt. Das *Kreuzbein* (Os sacrum) bildet die Rückwand des Beckens und ist über die *Iliosakralgelenke* rechts und links mit den *Hüftbeinen* (Ossa coxae) verbunden. Die Ausläufer der Hüftbeine sind nach vorne über eine knorpelige Verbindung, die *Schambeinfuge* (Symphyse), miteinander verbunden. Die Hüftbeine bestehen aus jeweils drei miteinander verwachsenen Knochen: dem *Darmbein* (Os ilium), dem *Sitzbein* (Os ischii) und dem *Schambein* (Os pubis). Das Schambein ist die knöcherne Begrenzung des Beckens nach vorne und unter der Haut leicht zu tasten. Die *Sitzbeinhöcker* bilden die tiefsten Knochenpunkte des Beckens und sind beim Sitzen auf fester Stuhlfläche gut zu spüren.

Auf dem knöchernen Beckenausgang ruht das Gewicht sämtlicher Organe. Da dieser nach unten offen ist, braucht er einen «Abschluß» von Muskeln und Bändern. Diese untere Begrenzung des kleinen Beckens ist der Beckenboden.

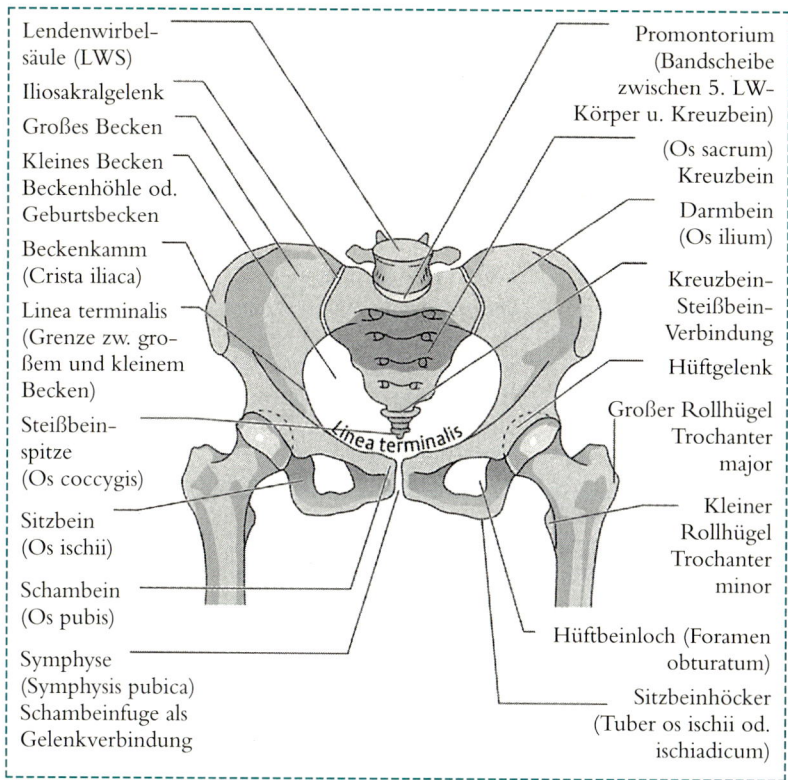

Lendenwirbel-
säule (LWS)

Iliosakralgelenk

Großes Becken

Kleines Becken
Beckenhöhle od.
Geburtsbecken

Beckenkamm
(Crista iliaca)

Linea terminalis
(Grenze zw. gro-
ßem und kleinem
Becken)

Steißbein-
spitze
(Os coccygis)

Sitzbein
(Os ischii)

Schambein
(Os pubis)

Symphyse
(Symphysis pubica)
Schambeinfuge als
Gelenkverbindung

Promontorium
(Bandscheibe
zwischen 5. LW-
Körper u. Kreuzbein)

(Os sacrum)
Kreuzbein

Darmbein
(Os ilium)

Kreuzbein-
Steißbein-
Verbindung

Hüftgelenk

Großer Rollhügel
Trochanter
major

Kleiner
Rollhügel
Trochanter
minor

Hüftbeinloch (Foramen
obturatum)

Sitzbeinhöcker
(Tuber os ischii od.
ischiadicum)

Linea terminalis

Knöchernes Becken

Becken und Wirbelsäule

Das *Becken* ist über die *Iliosakralgelenke* mit dem *Kreuzbein* und der *Wirbelsäule* verbunden. Bewegungen des Beckens übertragen sich auf das Kreuzbein und beeinflussen damit wesentlich die Form der Wirbelsäule.

«Die richtige Balance des Beckens sowie der das Becken stabilisierenden Muskulatur ist die Grundlage für eine aufrechte Körperhaltung» (Kempf 1990, 58). Bei der aufrechten Körperhaltung ist das Becken leicht nach vorne gekippt, der Brustkorb aufgerichtet und die Halswirbelsäule verlängert, so als würde man etwas auf dem Kopf balancieren. So befindet sich die Wirbelsäule in ihrer natürlichen «Doppel-S-Form». Sie bildet ein knöchernes Gerüst, läßt das Zwerchfell frei schwingen und ermöglicht den Organen, sich auszudehnen. Der Körper ist von innen heraus gestützt und mit Atem angefüllt, die Muskeln werden für Bewegung frei. Eine in diesem Sinne aufrechte Haltung ist immer auch eine Haltung, die für den Beckenboden entlastend und somit von großem Nutzen ist, da die Muskeln in einem Gleichgewicht sind und Bänder und Bindegewebe helfen, die Organe zu halten. Gleichzeitig kann das Zwerchfell ungehindert schwingen und den Beckenboden in seiner Arbeit positiv unterstützen.

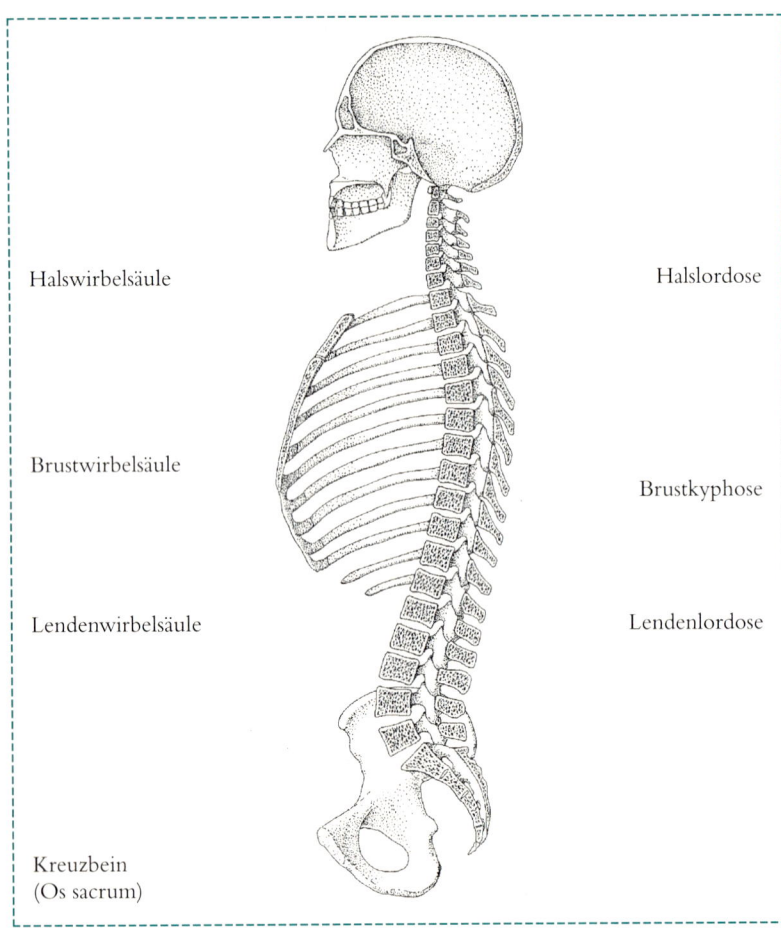

Halswirbelsäule

Halslordose

Brustwirbelsäule

Brustkyphose

Lendenwirbelsäule

Lendenlordose

Kreuzbein
(Os sacrum)

Knöchernes Becken und Wirbelsäule

Anatomie des Beckenbodens

Der Beckenboden besteht aus Muskeln, Faszien und Bindegewebe und setzt am knöchernen Becken an. Der muskuläre Aufbau des Beckenbodens läßt drei Schichten erkennen. Zu jeder Muskelschicht finden sich entsprechende Reflexpunkte im Körper, deren bewußte Stimulierung die Arbeit der Muskeln positiv unterstützt und spannungsregulierend wirkt. Man unterscheidet:

Die *äußere Schließmuskelschicht*, die mittlere Schicht, das *Urogenitalzwerchfell* (Diaphragma urogenitale), und die innere Schicht, das *Beckenzwerchfell* (Diaphragma pelvis).

Die einzelnen Muskelschichten bestehen aus glatter und quergestreifter Muskulatur und sind durch Bindegewebe und Faszien miteinander verbunden. Sie lassen an entsprechender Stelle Öffnungen für die Harnröhre, den After und bei der Frau für die Scheide.

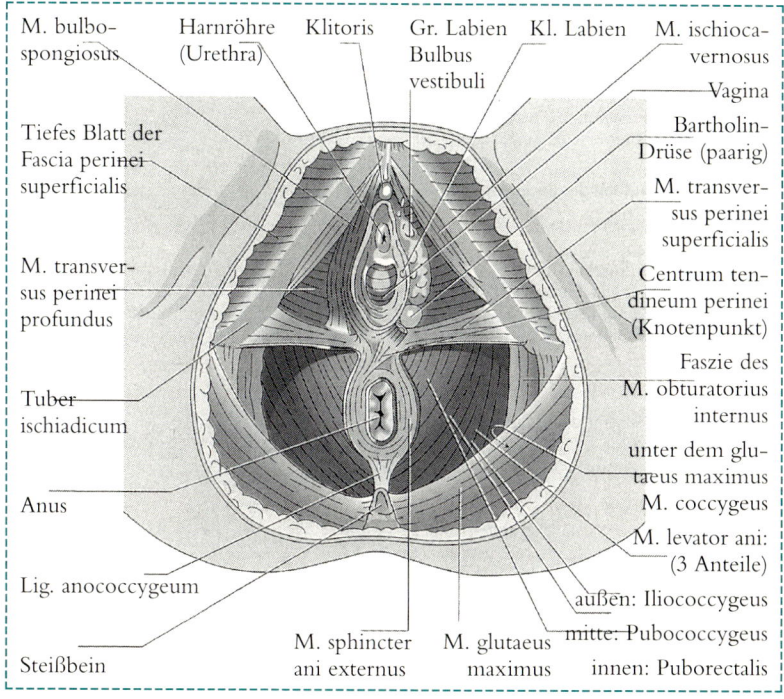

M. bulbo-
spongiosus

Harnröhre
(Urethra)

Klitoris

Gr. Labien
Bulbus
vestibuli

Kl. Labien

M. ischioca-
vernosus

Vagina

Tiefes Blatt der
Fascia perinei
superficialis

Bartholin-
Drüse (paarig)

M. transver-
sus perinei
superficialis

M. transver-
sus perinei
profundus

Centrum ten-
dineum perinei
(Knotenpunkt)

Faszie des
M. obturatorius
internus

Tuber
ischiadicum

unter dem glu-
taeus maximus

Anus

M. coccygeus

M. levator ani:
(3 Anteile)

Lig. anococcygeum

außen: Iliococcygeus

M. sphincter
ani externus

M. glutaeus
maximus

mitte: Pubococcygeus

Steißbein

innen: Puborectalis

Beckenboden

17

Die *äußere* und somit *untere Schicht* der Beckenbodenmuskeln, die *Schließmuskelschicht*, liegt direkt unter der Haut. Sie wird von vier Muskeln gebildet.

Der «*U-Muskel*», auch *Harnröhren-Schwellkörpermuskel* (M. bulbospongiosus) genannt, verläuft in Form eines U vom Schambein um die Scheide herum und wieder zurück zum Schambein. Die wesentliche Funktion ist die Verengung des Scheideneingangs. Ein entsprechender Reflexpunkt zum U-Muskel liegt zwischen den Augenbrauen auf der Stirn. Ist die Stirn weich und entspannt, so ist es der U-Muskel auch.

Der *Afterschließmuskel* (M. sphincter ani externus) verläuft ringförmig um den After und «verschnürt» diesen. Der Reflexpunkt liegt in der Kehle. Ist der Mund- und Rachenraum weit und entspannt, so ist auch der Afterschließmuskel entspannt.

Der *Sitzbein-Schwellkörpermuskel* (M. ischiocavernosus) verspannt paarig den Raum zwischen Schambeinast und Sitzbeinhöcker. Diese Muskeln lassen keine Schließmuskelfunktion mehr erkennen, können jedoch den Klitorisschwellkörper bei der Frau komprimieren und zur Erektion beitragen.

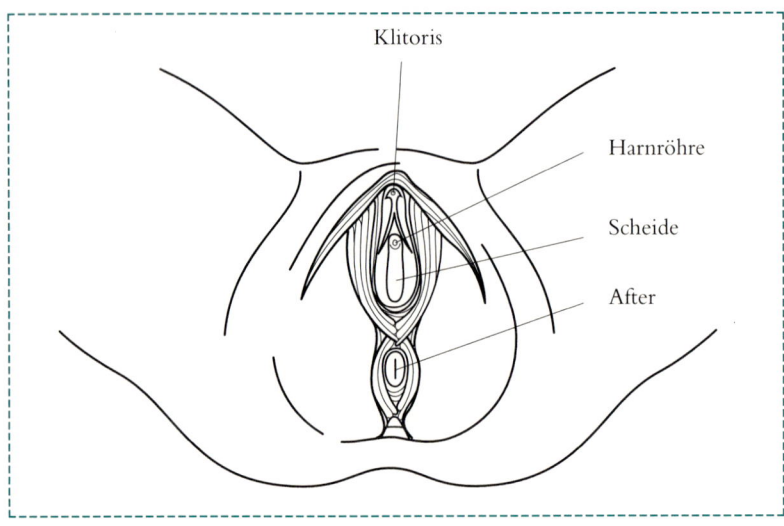

Äußere Beckenbodenschicht

Im Damm, einer Weichteilbrücke zwischen After und Scheide bzw. dem Hodensack, liegt eine bindegewebige muskuläre Platte, das *Centrum tendineum perinei*. Hier treffen sich Muskeln aus allen drei Beckenbodenschichten. Eine Beeinträchtigung dieses Muskelzentrums zieht demnach die Funktion vieler anderer Muskeln in Mitleidenschaft.

Die *mittlere Schicht* der Beckenbodenmuskeln, das *Urogenitalzwerchfell* (Diaphragma urogenitale), besteht aus zwei Muskeln und spannt sich zwischen den Sitzbeinhöckern und dem Schambein. Dieser Teil des Beckenbodens verengt seitlich den knöchernen Beckenausgang, wenn vom Bauchraum her Druck nach unten ausgeübt wird (Husten, Niesen oder schweres Heben). Die mittlere Schicht hat ihren Reflexpunkt im Rücken zwischen den Schulterblattspitzen. Ist der Rücken und damit der Brustkorb aufgerichtet, liegen die Schulterblätter locker auf und können bei Aktivität «verankert» werden. Damit ist die mittlere Beckenbodenschicht gut gespannt.

Der *tiefe quere Dammuskel* (M. transversus perinei profundus) ist der Hauptmuskel der mittleren Beckenbodenschicht und paarig angeordnet. Er verläuft von der rechten Innenseite des Beckens quer zur linken Innenseite. Die *vorderen Fasern dieses Muskels* (M.

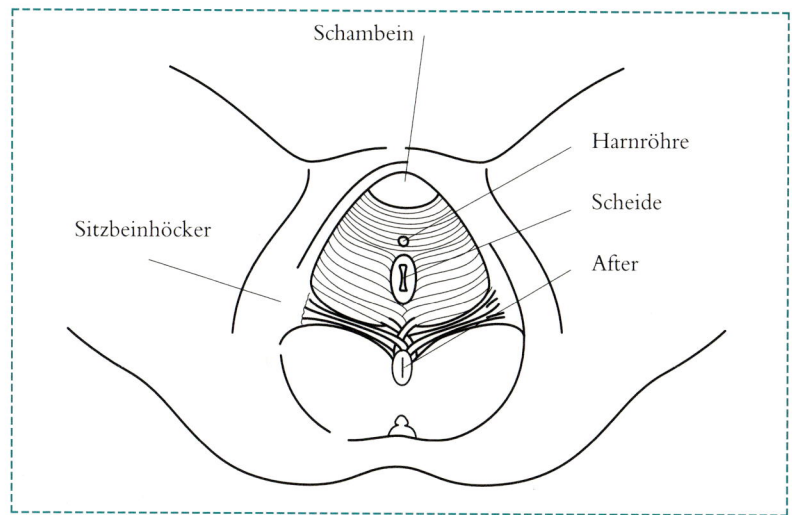

Mittlere Beckenbodenschicht

sphincter urethrae) ziehen zur Harnröhre und umgeben sie spiralförmig.

Der *oberflächliche quere Dammuskel* (M. transversus perinei superficialis) verspannt die beiden Sitzbeinhöcker quer miteinander und hat stabilisierende Funktion.

Die *innere Schicht* der Beckenbodenmuskeln, das *Beckenzwerchfell*, hat den größten Einfluß auf die Körperhaltung. Sie trägt und stützt die Scheide, die Blase, die Gebärmutter und den Enddarm. Sie wird durch drei Muskeln gebildet und verläuft vom Kreuz- und Steißbein zum Schambein und breitet sich fächerförmig zu den Seiten des kleinen Beckens aus. Dabei bleibt jedoch bei der Frau je eine Öffnung für Harnröhre, Scheide und Darmkanal, das sogenannte *Levatortor*. Der Reflexpunkt wird von Unterkiefer, Zunge und Mund gebildet. Ist der Unterkiefer locker, so ist auch die innere Beckenbodenschicht entspannt.

Der *Afterheber* (M. levator ani) ist der größte Hauptmuskel der inneren Beckenbodenschicht. Er besteht aus drei Bereichen (Mm. puborectales/-vaginalis, Mm. pubococcygei und Mm. iliococcygei) und verläuft paarig um die Öffnungen von Harnröhre, Scheide und Darmausgang. Er hat eine entscheidende Stützfunktion für den Enddarm.

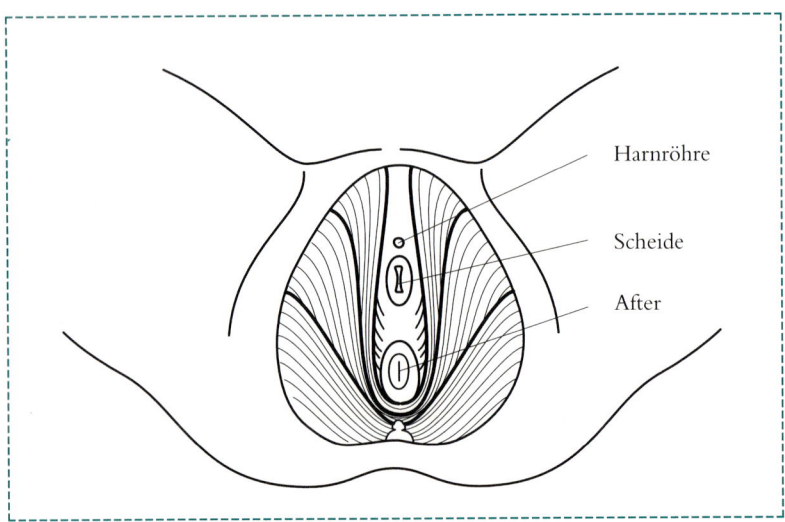

Harnröhre

Scheide

After

Innere Beckenbodenschicht

Der *Steißmuskel* (Musculus coccygeus) war zu Urzeiten der «Schwanzwedler». Er entspringt am Hüftbein (Spina ischiadica) und setzt am Steißbein (Os coccygeus) an.

Der birnförmige M. piriformis bildet zusammen mit dem Kreuzbein die hintere Wand des Beckenbodens.

Beckenboden und Zwerchfell

Der Beckenboden schließt den Beckenraum nach unten ab. Das *Lungenzwerchfell* (Diaphragma pulmonale) trennt als Haupteinatemmuskel den Bauchraum vom Brustraum. Darüber stehen das Zwerchfell und der Beckenboden in engem Kontakt miteinander und unterstützen sich gegenseitig (Synergismus).

Das Zwerchfell liegt kuppelförmig zwischen dem Brustbein, den unteren sechs Rippen und der Lendenwirbelsäule mit jeweils einem Durchtritt für die Aorta, die Speiseröhre und die untere Hohlvene. Beim Einatmen zieht sich das Zwerchfell zusammen, flacht ab, senkt sich in den Bauchraum und gibt somit der sich ausdehnenden Lunge Raum. Die Zwischenrippenmuskeln heben den Brustkorb und weiten ihn nach allen Seiten. Dadurch entsteht ein Unterdruck im Vergleich zur Außenluft. Die Luft wird «angesaugt», es kommt zur Einatmung.

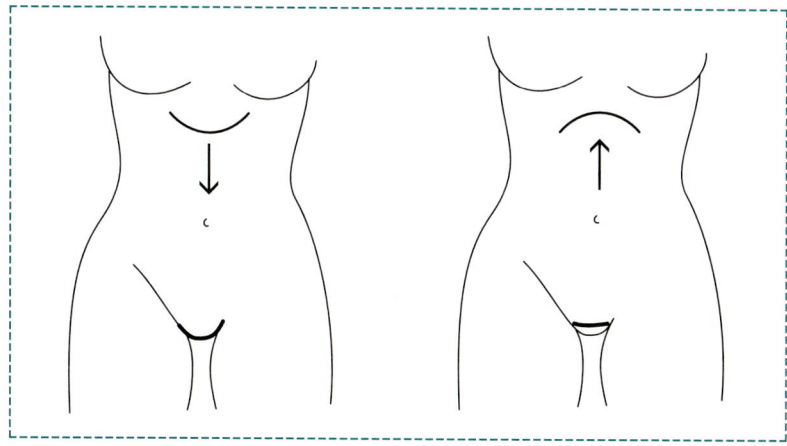

Einatemzustand

Ausatemzustand

Gleichzeitig dehnt sich der Bauch- und Beckenraum aus. Der Beckenboden senkt sich nach unten. Beim Ausatmen entspannt sich das Zwerchfell und wölbt sich kuppelförmig in den Brustraum hinein. Durch die Verengung des Raumes entsteht ein Überdruck, die vorhandene Atemluft strömt aus. Der Beckenboden kehrt in die Ausgangslage zurück. In der Atempause bleibt der Zustand der Ausatmung erhalten bzw. verstärkt sich noch.

Dieser Sogmechanismus von Zwerchfell und Beckenboden ist das wichtigste Prinzip, das bei allen praktischen Übungen Anwendung findet. Es unterstützt die Beckenbodenarbeit und erleichtert den venösen Rückfluß des Blutes aus den Beinen zurück zum Herzen. So schwingt in der Ausatmung das Zwerchfell zurück und saugt den Beckenboden mit an. Dies ist der entscheidende Vorgang, um die Beckenbodenmuskulatur bei den Übungen sanft mit nach oben zu ziehen. Die Aktivität des aktiven Anspannens geschieht also immer mit dem Ausatmen. Die «Atemwelle» bringt den Beckenboden wieder in die Ruhespannung zurück.

Beckenboden und Bauchmuskeln

Neben dem Zwerchfell haben auch die *Bauchmuskeln* eine wichtige Funktion im Zusammenspiel mit dem Beckenboden. Sie schließen den Bauchraum nach vorn und zu den Seiten ab. Die Bauchmuskeln verlaufen vom Brustkorb zum oberen Beckenrand in unterschiedlichen Richtungen, liegen in mehreren Schichten übereinander und haben demzufolge verschiedene Funktionen. Obwohl sie nicht an der Wirbelsäule ansetzen, beeinflussen sie zusammen mit den Rückenmuskeln entscheidend die Wirbelsäulenstellung und damit die Körperhaltung. Sind sie in guter Spannung, so können sie die Ausatmung unterstützen, die Organe mit tragen und so den Beckenboden entlasten.

Der *gerade Bauchmuskel* (M. rectus abdominis) neigt seiner «Bauart» nach sowohl zur Abschwächung als auch zur Verkürzung. Dies wird durch häufige Beugehaltungen wie z. B. krummes Sitzen und Stehen noch verstärkt. Für die praktischen Übungen heißt das: der gerade Bauchmuskel wird sowohl gedehnt als auch gekräftigt. Die anderen Bauchmuskeln neigen nicht zur Verkürzung. Hier hat die Kräftigung immer Vorrang vor der Dehnung.

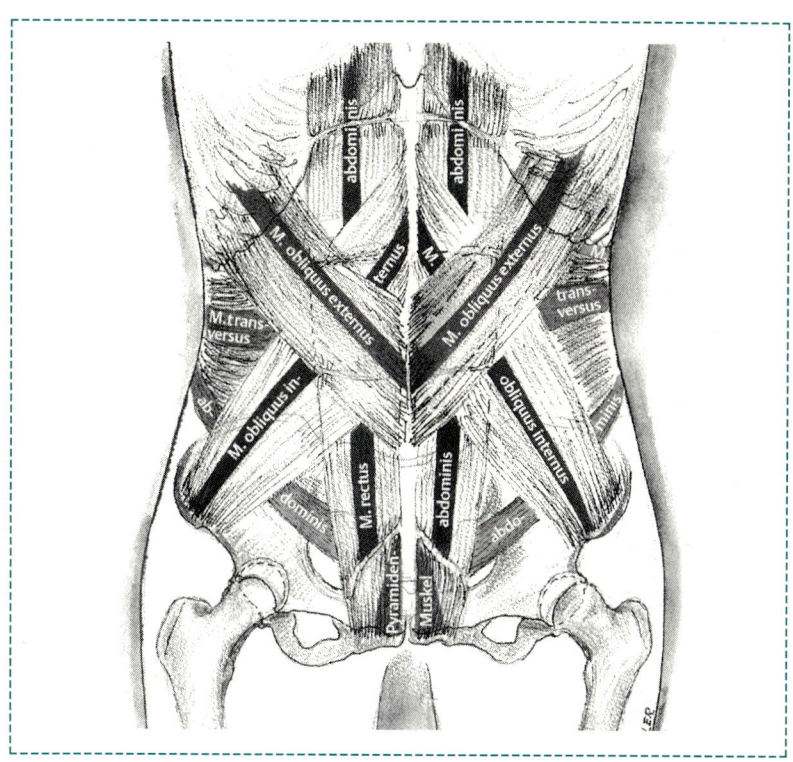

Bauchmuskeln

Es werden vier verschiedene Arten der Bauchmuskeln unterschieden:

Der *gerade Bauchmuskel* (M. rectus abdominis) verläuft von den Knorpeln der 5.–7. Rippe und dem Schwertfortsatz des Brustbeins zum oberen Rand des Schambeins (Os pubis). Er dient der Annäherung von Oberkörper und Becken und damit der Beugung des Rumpfes und der Hebung des Beckens. Er hilft bei der Bauchpresse.

Der *äußere schräge Bauchmuskel* (M. obliquus externus abdominis) verläuft von zwei Seiten kommend von den Außenflächen der 5.–12. Rippe nach vorn zum Darmbeinkamm (Christa iliaca), zum Leistenband (Lig. inguinale) und zur Mittellinie (Linea alba). Er dient der Rotation des Rumpfes zur Gegenseite, der Neigung des Rumpfes nach vorn und der Hebung des Beckens. Er hilft bei der Ausatmung und bei der Bauchpresse.

Der *innere schräge Bauchmuskel* (M. obliquus internus abdominis) verläuft beidseitig fächerförmig von unten kommend vom Darmbeinkamm und dem Leistenband nach schräg oben zur Mittellinie und den Knorpeln der 9.–12. Rippen. Bei doppelseitiger Anspannung unterstützt er die Rumpfbeugung vorwärts, hilft bei der Ausatmung und der Bauchpresse. Bei einseitiger Anspannung neigt er den Rumpf zur gleichen Seite bzw. dreht ihn zur Gegenseite.

Der *quere Bauchmuskel* (M. transversus abdominis) ist die tiefste Schicht der Bauchmuskeln und verspannt die gesamte Bauchwand quer wie eine Bauchbinde, von den Innenflächen der 7.–12. Rippenknorpeln und dem Darmbeinkamm bis zum Brustbein (Sternum), der Mittellinie (Linea alba) und dem Schambein (Os pubis). Er spannt die Bauchwand und stützt die Bauchorgane. Er hilft im oberen Anteil bei der Ausatmung und bei der Bauchpresse.

Der gerade Bauchmuskel wird von den Sehnenplatten der schrägen und queren Bauchmuskeln umschlossen. Weil er an ein Schwert in einer Scheide erinnert, wird er in diesem Bereich auch *Rektusscheide* genannt. In der Mitte des rechten und linken geraden Bauchmuskels vereinigen sich die drei Sehnenplatten zu einem straffen Bindegewebsstreifen, der sogenannten *Weißen Linie* (Linea alba). Während der Schwangerschaft erfährt der gerade Bauchmuskel die größte Dehnung. Ein Auseinanderklaffen der beiden Muskeln wird als *Rektusdiastase* bezeichnet. In diesem Fall kann die gerade Bauchmuskulatur ihre Funktion nicht mehr erfüllen. Damit kommt dem funktionsgerechten Bewegen vor allem auch in der Schwangerschaft eine große Bedeutung zu (siehe dazu auch Seite 96 ff, Kräftigung der Bauchmuskulatur). Insgesamt ist es immer von Vorteil, Lageveränderungen, z. B. das Aufstehen aus der Rückenlage über die Seite, unter Einsatz der schrägen und queren Bauchmuskulatur auszuführen.

Inkontinenz

Bauchmuskeln, Zwerchfell und Beckenboden sind durch Wechselwirkungen miteinander verbunden. So spannen sich die Bauchmuskeln bei allen plötzlichen Veränderungen im Bauchraum, z. B. beim Husten oder Niesen, an. Der Beckenboden verschließt reflektorisch alle Öffnungen. Ist diese verschließende Funktion nicht mehr gewährleistet, so kommt es zur Inkontinenz.

Der Begriff Inkontinenz bezeichnet den Verlust der Fähigkeit, Urin oder Stuhl bewußt zurückzuhalten und den Zeitpunkt der Entleerung willentlich zu bestimmen. Medizinisch betrachtet handelt es sich jedoch nicht um eine Krankheit, sondern um ein Symptom, dem viele Ursachen zugrunde liegen können. Am Anfang jeder Behandlung (auch des Beckenbodentrainings) muß daher eine gründliche urologische bzw. gynäkologische Untersuchung stehen.

Die Harnausscheidung ist ein Zusammenspiel von der Harnblase, dem Schließmuskelsystem am Blasenausgang und dem Nervensystem.

Anatomie und Physiologie des unteren Harntrakts

Die *Harnblase* ist ein mit glatter Muskulatur gebildetes Hohlorgan, in das die beiden *Harnleiter* münden. Sie liegt im kleinen Becken, direkt hinter dem Schambein. Hinten grenzt sie an Scheide und Gebärmutter.

Die Harnblase speichert den tröpfchenweise von der Niere produzierten Harn und gibt ihn über die *Harnröhre* ab (Harnentleerung oder Miktion). Am Beginn der Harnröhre verdicken sich die Muskelfasern der Harnblase zum *inneren Schließmuskel* (M. sphincter internus). Dieser Muskel arbeitet reflektorisch, das heißt, man kann keinen willentlichen Einfluß darauf nehmen. Zusätzlich wird die Harnröhre durch einen zweiten, den *äußeren Schließmuskel* (M. sphincter externus) verschlossen. Dieser Muskel wird aus quergestreiften Muskelfasern des Beckenbodens gebildet und kann willentlich beeinflußt und durch Beckenbodentraining gezielt gekräftigt und entspannt werden.

Das maximale Fassungsvermögen der Blase beträgt etwa 800 ml. Ab

350 ml entsteht jedoch ein Harndrang, der sich mit steigender Harnmenge verstärkt. Dieser Reiz wird ab einem bestimmten Füllungsgrad durch Nervenbahnen von der Blase über das Rückenmark an entsprechende Zentren im Gehirn (Brücke) gemeldet. Jetzt entsteht im Großhirn das Gefühl des Harndrangs. Im Normalfall entscheidet man bewußt, ob man den Zeitpunkt der Entleerung aufschiebt oder nicht. Bei der Harnblasenentleerung kommt es zur Aktivierung von vegetativ-motorischen Nervenbahnen im unteren Ende des Rückenmarks (Sakralmark). Die Impulse dieser Zellen werden zur Blasenmuskulatur weitergeleitet, die sich daraufhin kräftig zusammenzieht, während der innere Schließmuskel gleichzeitig erschlafft und sich öffnet. Der äußere Schließmuskel ist zu diesem Zeitpunkt noch geschlossen. Er öffnet sich erst, wenn er bewußt, willentlich losgelassen wird. Der Harn fließt ab bzw. wird über die Harnröhre ausgeschieden.

Dieser Mechanismus funktioniert aber nur dann, wenn die Harnröhre in ihrer physiologischen, fast senkrechten Lage ist und zur Blase

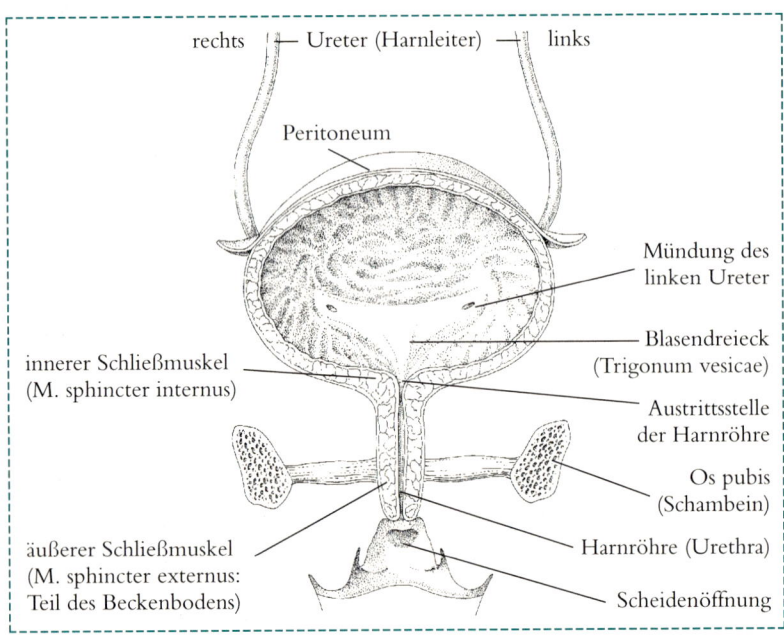

Harntrakt

einen rechten Winkel bildet. Somit kommt der aufrechten Körperhaltung auch in diesem Zusammenhang eine große Bedeutung zu.

Mit zunehmendem Alter erhöht sich die Spannung der Blasenmuskulatur, ihr Fassungsvermögen nimmt ab. Gleichzeitig kann die Kontrollfunktion über den äußeren Schließmuskel der Harnröhre verlorengehen, so daß sich die Blase unkontrolliert entleert. Diese Kontrollfunktion kann durch ein gezieltes Beckenbodentraining wiedererlangt werden. Im folgenden werden die Symptome und möglichen Ursachen der Harninkontinenz und deren Erscheinungsformen näher beschrieben.

Erscheinungsformen der Inkontinenz

Streßinkontinenz

Unwillkürlicher Harnabgang durch unzureichenden Blasenverschlußmechanismus.

Ursachen: Gebärmuttersenkung nach mehreren Geburten, unzureichender Verschluß der Harnröhre, anlagebedingte Bindegewebsschwäche, schwere, körperliche Arbeit, Östrogenmangel durch die Wechseljahre.

Es werden drei Grade von Streßinkontinenz unterschieden.

1. Grad: Geringfügiger, tröpfchenweiser Harnverlust bei plötzlicher Druckerhöhung im Bauch- und Beckenraum durch Niesen, Husten, Lachen oder körperlich schwere Arbeit.

2. Grad: Harnabgang beim Gehen, Laufen, Treppensteigen, Heben und bei leichter körperlicher Bewegung.

3. Grad: Ständiger, von körperlicher Bewegung unabhängiger Harnabgang.

Drang- oder Urgeinkontinenz

Unwillkürlicher Harnabgang durch aktive Blasenkontraktion mit Harndrang bei inaktivem Blasenverschlußmechanismus.

Ursachen: Infekte des Harnwegs, Stoffwechselerkrankungen wie Diabetes, degenerative Erkrankungen des Nervensystems.

Überlaufinkontinenz

Starke Blasenfüllung führt zum ständigen tropfenweisen Harnabgang bei Unterfunktion der Blasenentleerungsmuskulatur.

Ursachen: Tumore, vergrößerte Prostata bei Männern, chronische Verstopfung, Harnröhrenverengung nach Operationen oder Geburten, Überdehnung der Blasenmuskulatur oder Nervenschädigungen.

Reflexinkontinenz

Unwillkürlicher Harnverlust ohne Harndrang bei unkontrollierbaren Muskelkontraktionen der Blasenentleerungsmuskulatur durch Reflexe, die infolge einer kompletten Rückenmarksdurchtrennung in einem bestimmten Segment der Wirbelsäule entstanden sind.

Ursachen: Neurologische Erkrankungen, z. B. Rückenmarksverletzungen mit Querschnittslähmung, multiple Sklerose oder Tumore.

Die Streß- und Dranginkontinenz kommt bei Frauen am häufigsten vor. Als reine Streßinkontinenz ist sie mit ca. 55 Prozent, als Mischform mit der Dranginkontinenz mit ca. 30 Prozent anzutreffen. An erster Stelle der konservativen Behandlung steht das präventive wie rehabilitative Training der Beckenbodenmuskulatur. Wird schon bei den ersten Anzeichen des unfreiwilligen Harnabgangs konsequent mit dem Training begonnen, können Operationen vermieden und deutliche Besserungen bis hin zur Heilung erzielt werden. Somit hat das Beckenbodentraining bei Streßinkontinenz oberste Priorität. Die Grundlage bilden dabei Entspannungsübungen, Körperwahrnehmungsübungen, Atemübungen, Venenpumpübungen, tonusregulierende Übungen für den Beckenboden, Kräftigungsübungen für die Bauchmuskulatur und eine Bewegungsschule für beckenbodenfreundliches Verhalten.

DIE ÜBUNGEN

So gehen Sie mit den Übungen um

Auf die anatomisch-physiologische Theorie folgt die Praxis der Körper- und Bewegungsübungen. Damit verankern Sie körperlich, was Sie bisher theoretisch erfahren haben. Bevor Sie damit beginnen, folgen hier einige Empfehlungen, damit Sie für sich persönlich den größten Nutzen aus den Übungen ziehen können.

Überblick

Verschaffen Sie sich einen Überblick über die Reihenfolge der Übungsschwerpunkte. Zum sanften Beckenbodentraining gehören: Entspannungsübungen (Seite 33 ff), Übungen zur Körperwahrnehmung (Seite 43 ff), Übungen zur Wahrnehmung der Atmung (Seite 57 ff), Venenpumpübungen (Seite 69 ff), tonusregulierende Übungen für den Beckenboden (Seite 74 ff) und Kräftigungsübungen für die Bauchmuskeln (Seite 96 ff).
Die folgenden Übungen dienen der Integration des Gelernten in den Alltag.

Orientierung

Wägen Sie ab, wo Sie bei den Übungen Ihren individuellen Schwerpunkt setzen. Am Anfang vielleicht mehr bei den Entspannungs- und Wahrnehmungsübungen? Im Laufe der Zeit bei den tonusregulierenden und kräftigenden Übungen? Seien Sie neugierig, und probieren Sie es aus. Nur so lernen Sie Unterschiede kennen und erfahren, was Ihnen guttut und was für Sie stimmig ist.

Auswahl

Sie können alle Übungen machen, unabhängig davon, welche Beschwerden Sie haben. Setzen Sie jedoch Schwerpunkte. Wählen Sie als Einstieg bei den Entspannungsübungen diejenige aus, die Ihnen am leichtesten fällt, ebenso bei den Wahrnehmungsübungen für die Atmung. Die auf den Beckenboden bezogenen Übungen zur Körperwahrnehmung werden Sie wohl nur am Anfang benötigen. Verlagern

Sie mit der Zeit Ihren Schwerpunkt auf die Venenpumpübungen und die tonusregulierenden Übungen für den Beckenboden. Die Kräftigungsübungen für die Bauchmuskeln führen Sie erst dann aus, wenn Sie Ihren Beckenboden wieder aktiv regulieren können. Treffen Sie auch hier eine Auswahl von Übungen.

Kleine Schritte

Nehmen Sie sich kleine Übungseinheiten vor. Wählen Sie lieber eine Übung weniger, aber halten Sie dafür Ihr Übungspensum ein. Das schafft Erfolgserlebnisse und Freude auf das nächste Üben.

Langsame Bewegungsausführung

Lassen Sie sich Zeit! Anfangs werden Ihnen die Übungen neu und ungewohnt erscheinen. Ihr Körper braucht seine eigene Zeit, um zu spüren, wie die Bewegungen richtig und angenehm werden. Beginnen Sie langsam, und berücksichtigen Sie Ihre Belastbarkeit.

Wohlbefinden

Jede Bewegung soll so angenehm wie möglich sein. Verändern Sie möglicherweise eine Position oder Stellung so, daß sie für Sie bequem wird. Sollte einmal eine Bewegung unangenehm oder schmerzhaft sein, so respektieren Sie das als ein Signal Ihres Körpers, und probieren Sie dafür eine andere Übung aus.

Häufigkeit

Es geht bei den Übungen eher um die Qualität der Ausführung als um die Quantität, sowohl was die Anspannung als auch was die Entspannung betrifft. Wählen Sie die Übungen aus, die Ihnen leichtfallen und bei denen Sie sich sicher fühlen. Wenn sich die Qualität der Bewegungen verbessert, können Sie schwierigere Übungen mit einbeziehen. Wenn möglich, üben Sie in den ersten Wochen täglich. Mit der Zeit können Sie die Wiederholungszahl der einzelnen Übungen selbständig erhöhen.

Ruhepausen

Auch wenn die Übungen sehr sanft und die Bewegungen oftmals klein sind, können sie doch anstrengend und ermüdend wirken, da Sie plötzlich Muskeln aktivieren, die Sie sonst nicht in dieser Weise gebraucht haben. Ruhen Sie sich nach den Übungen bzw. immer dann, wenn Sie Erholung brauchen, aus. Genießen Sie den Wechsel von Aktivität und Ruhe.

Entscheidung für das Angenehme

Ihr Wohlbefinden entscheidet über den Erfolg des Lernens. Üben Sie in einem ungestörten, warmen Raum. Legen Sie Decke, Kissen, Hocker usw. bereit, damit Sie es sich so angenehm wie möglich machen können. Entleeren Sie vorher Ihre Blase, und tragen Sie bequeme Kleidung.

Entspannungsübungen

Viele Menschen fühlen sich innerlich und äußerlich angespannt, sind überlastet und haben Schwierigkeiten, «abzuschalten». Die folgenden Entspannungsübungen reduzieren Anspannung und laden zu Entspannung ein. Sie ermöglichen eine Umstellung des vegetativen Nervensystems von Aktivität zu Ruhe und Gelassenheit, eine der Grundvoraussetzungen, um sich den nachfolgenden Übungen zu widmen. Jede Übung hat einen bestimmten Schwerpunkt und ermöglicht Ihnen je nach Vorliebe den angenehmsten Weg, um Ihre Aufmerksamkeit von außen nach innen zu lenken. Seien Sie neugierig, und probieren Sie aus, was für Sie gut ist.

Tip: Sie können alle Übungen auch auf Kassette sprechen.

Progressive Muskelentspannung

Die Übungen zur Muskelentspannung basieren auf der progressiven Muskelrelaxation nach Edmund Jacobson und gehen davon aus, daß sich Muskeln leichter entspannen, wenn man sie vorher kurz anspannt.

Übungsbeschreibung

Lenken Sie Ihre Aufmerksamkeit jeweils auf den angespannten Muskelbereich. Die Intensität sollte angenehm sein, sie muß nicht maximal sein. Halten Sie die Spannung für etwa 5–7 Sekunden, atmen Sie dabei weiter. Lassen Sie die Spannung dann plötzlich los. Dies ist der Übergang zur Entspannungsphase. Spüren Sie, wie die Anspannung allmählich weicht und sich Entspannung einstellen kann. Nehmen Sie die Unterschiede wahr. Die Phase des Nachspürens und inneren Beobachtens dauert etwa 30 Sekunden. Erst dann gehen Sie zur nächsten Muskelgruppe weiter. Nachdem Sie alle Bereiche angespannt und entspannt haben, ruhen Sie noch eine Weile aus.

Fragen Sie sich: Wo fühlen Sie sich entspannter als vorher? Wo wäre mehr Entspannung wünschenswert?

Das Sieben-Muskelgruppen-Verfahren

Ausgangsstellung

Sie liegen bequem auf dem Rücken. Ein Kissen unter dem Kopf oder eine Knierolle unter den Beinen erleichtert das Liegen. Sie können sich vorher dehnen und räkeln. Ruckeln Sie sich zurecht, so daß es jedesmal ein wenig angenehmer ist als vorher, und finden Sie eine Lage, die Sie leicht für einige Zeit beibehalten können. Sie können die Augen öffnen oder schließen.

Übungsbeschreibung

1. Muskelgruppe: rechte Hand, Unter- und Oberarm

Schließen Sie die rechte Hand zu einer Faust, winkeln Sie den Unterarm an, und drücken Sie den Oberarm gegen die Unterlage.
5–7 Sekunden halten, loslassen, 30 Sekunden nachspüren.

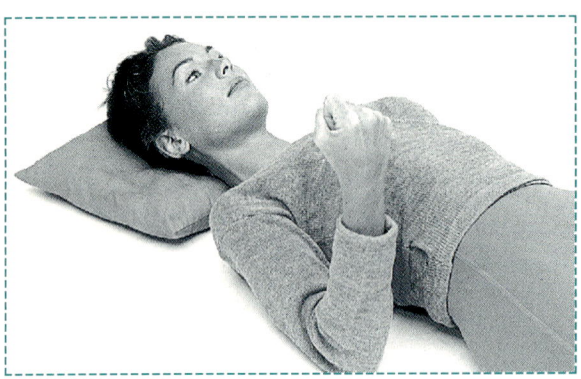

2. Muskelgruppe: linke Hand, Unter- und Oberarm

Schließen Sie die linke Hand zu einer Faust, winkeln Sie den Unterarm an, und drücken Sie den Oberarm gegen die Unterlage.
5–7 Sekunden halten, loslassen, 30 Sekunden nachspüren.

3. Muskelgruppe: Gesicht und Nacken

Machen Sie das «Saure-Zitrone-Gesicht», spannen Sie alle Gesichtsmuskeln an: Stirn in Falten legen, Augen zusammenkneifen, Nase
rümpfen, Zähne behutsam aufeinanderdrücken, Zunge gegen den
Gaumen pressen. Drücken Sie gleichzeitig den Hinterkopf leicht gegen
die Unterlage, indem Sie das Kinn in Richtung Hals ziehen.
5–7 Sekunden halten, loslassen, 30 Sekunden nachspüren.

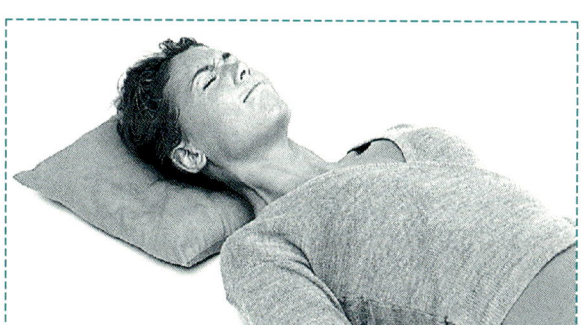

4. Muskelgruppe: Schultern

Ziehen Sie die Schultern in Richtung Ohren.
5–7 Sekunden halten, loslassen, 30 Sekunden nachspüren.

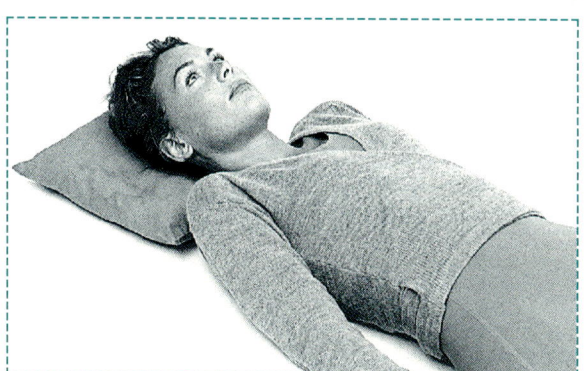

5. Muskelgruppe: Rumpf

Ziehen Sie die Schulterblätter nach hinten zur Wirbelsäule, und spannen Sie Bauch und Gesäßmuskeln an.
5–7 Sekunden halten, loslassen, 30 Sekunden nachspüren.

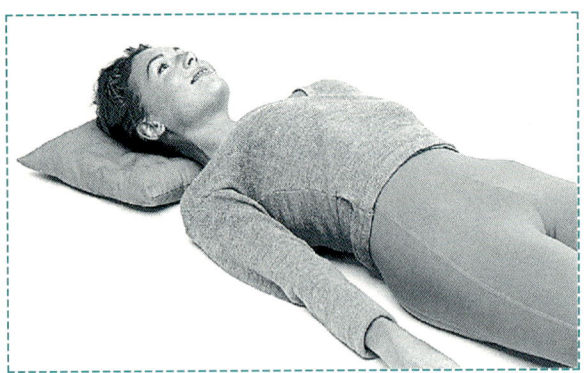

6. Muskelgruppe: rechtes Bein

Ziehen Sie die Fußspitze in Richtung Schienbein, schieben Sie die Ferse heraus, beugen Sie das Knie ein wenig, und drücken Sie die Ferse gegen die Unterlage.
5–7 Sekunden halten, loslassen, 30 Sekunden nachspüren.

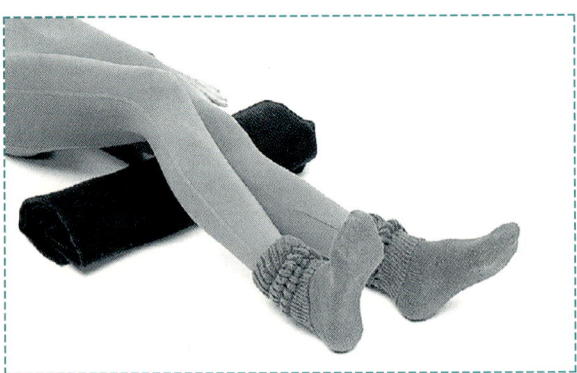

7. Muskelgruppe: linkes Bein
Ziehen Sie die Fußspitze in Richtung Schienbein, schieben Sie die Ferse heraus, beugen Sie das Knie ein wenig und drücken Sie die Ferse gegen die Unterlage.
5–7 Sekunden halten, loslassen, 30 Sekunden nachspüren.

Ruhen Sie zum Abschluß noch eine Weile aus. Bereiten Sie den Übergang zur Aktivität durch ausgiebiges Dehnen und Räkeln vor.

Atementspannung

Die Entspannung über die eigene Atmung bietet sich für Menschen an, die mit ihrer Atmung schon vertraut sind und ihr gerne Aufmerksamkeit schenken. Die Erfahrung des eigenen Atmens steht im Mittelpunkt der Atemarbeit nach Ilse Middendorf.

Ausgangsstellung

Sie liegen bequem auf dem Rücken. Ein Kopfkissen oder eine Knierolle können das Liegen erleichtern. Dehnen und räkeln Sie sich zunächst, um ein wohliges Körpergefühl zu schaffen. Kommen Sie dann in eine für Sie angenehme Lage. Sie können die Augen schließen, um Ihre Aufmerksamkeit mehr nach innen zu lenken. Stellen Sie sich Ihren Atem wie eine sanfte Welle vor, die in Ihren Körper ein- und wieder ausströmt und Sie von innen bewegt. Es gibt etwas unter Ihren Händen, das mit Ihrem Atem zu tun hat. Spüren Sie dem nach.

Übungsbeschreibung

Oberer Atemraum

Legen Sie Ihre Hände unter die Schlüsselbeine. Sammeln Sie Ihre Aufmerksamkeit unter Ihren Händen. Nehmen Sie die Bewegung unter Ihren Händen wahr. Spüren Sie, wie sich die Schlüsselbeine im Einatmen heben und im Ausatmen senken.

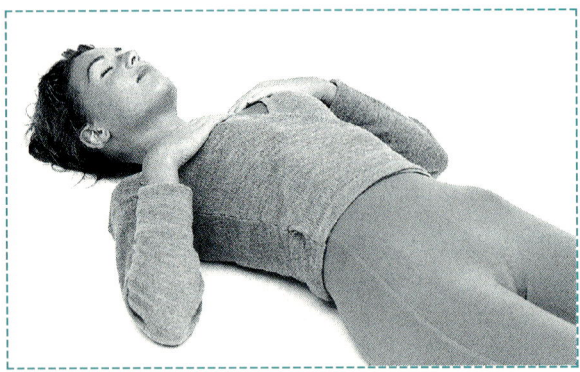

Mittlerer Atemraum

Legen Sie Ihre Hände auf die unteren Rippenbögen. Spüren Sie, wie sich Ihre Rippen ausdehnen und wieder zurückschwingen.

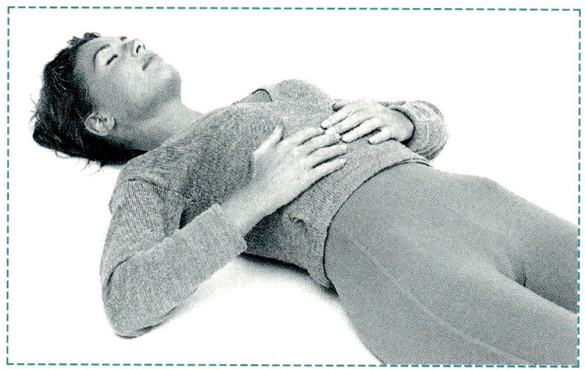

Unterer Atemraum

Legen Sie die Hände unterhalb des Nabels auf Ihren Bauch, nehmen Sie wahr, wie sich Ihr Atem allmählich in diesem Raum ausbreitet.

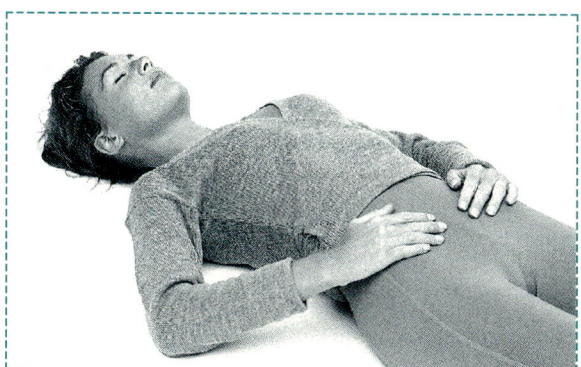

Legen Sie anschließend Arme und Hände zur Unterlage zurück, und spüren Sie der Bewegung Ihrer Atmung nach. Mit Ihrer inneren Stimme sagen Sie sich: «Ich lasse meinen Atem kommen und gehen und warte, bis er von selbst wieder kommt.»

Eutonie

In der Eutonie (eu = wohl, harmonisch; tonos = Spannung) nach Gerda Alexander sind das Spüren des eigenen Körpers und die Kontaktaufnahme zu allem, womit man zu tun hat, zwei wichtige Prinzipien. Im Spüren des Körpers am Boden stellt sich von selbst ein Schweregefühl ein, das das Gefühl von Entspannung und Gelassenheit immer deutlicher werden läßt. In der Gewißheit, vom Boden getragen zu werden, können die Muskeln ihre Anspannung aufgeben.

Ausgangsstellung

Sie liegen bequem auf dem Rücken.

Übungsbeschreibung

Stellen Sie sich vor, Ihre Körperrückseite sei in Ihrer Lieblingsfarbe angemalt. Sie hinterlassen in Rückenlage einen Farbabdruck am Boden. Gehen Sie mit Ihrem inneren Auge in Ihrem eigenen Tempo im Körper spazieren, und nehmen Sie wahr, wo Sie am Boden aufliegen. Spüren Sie den Boden unter sich, wie er Sie trägt und Ihnen Halt gibt und wie Sie Ihr Gewicht an ihn abgeben können. Fragen Sie sich: Wo hinterlassen Sie einen Abdruck? Wo ist der Abdruck sehr, wo weniger, wo gar nicht deutlich? Wo wäre mehr Abdruck wünschenswert?

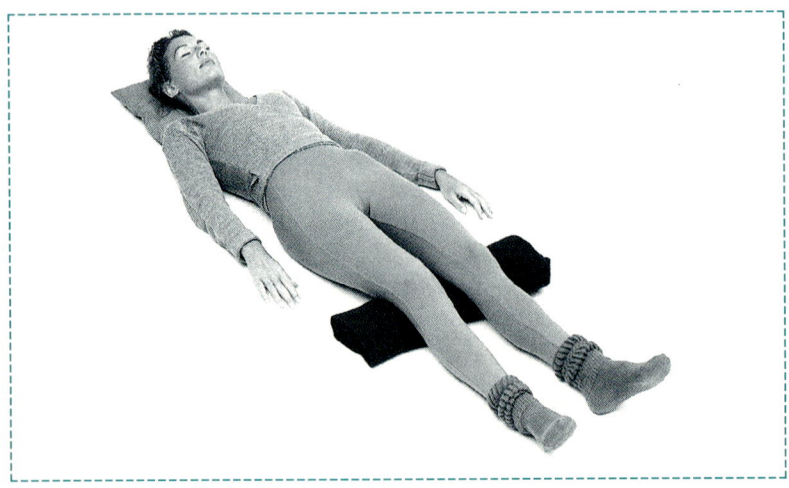

Beenden Sie das Nachspüren durch wohliges Dehnen und Räkeln.

Autogenes Training

Die ausgewählten Übungen basieren auf den Prinzipien des Autogenen Trainings von I. H. Schultz. Hierbei stellen Sie sich bestimmte Körperempfindungen wie Ruhe, Schwere, Wärme usw. innerlich vor, so daß der Körper dann tatsächlich darauf reagiert. Die Übungen sind geeignet für Menschen, die sich selbst «gut zureden» können und eine gute Vorstellungskraft besitzen.

Ausgangsstellung

Sie können die Übung im Sitzen, im sogenannten Kutschersitz, oder im Liegen (s. Seite 40) durchführen. Die Rückenlage ist für viele Menschen am Anfang eine Erleichterung.

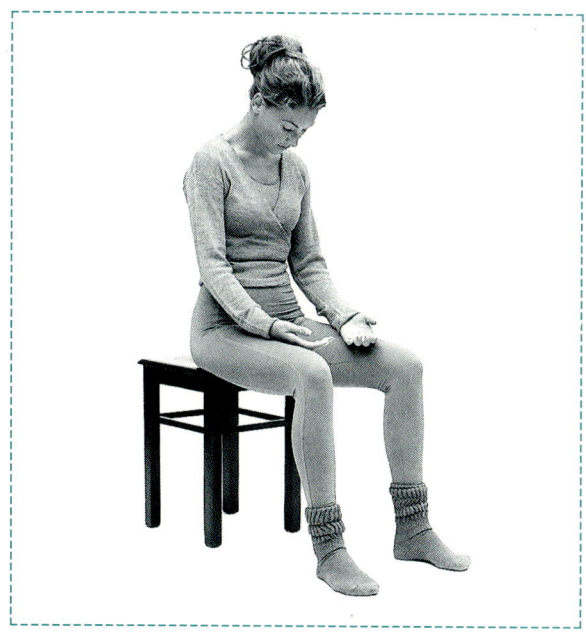

Kutschersitz

Nehmen Sie Abstand von dem, was um Sie herum ist. Schließen Sie, wenn möglich, Ihre Augen, und vertiefen Sie sich in die folgenden Vorstellungen, indem Sie sich mit Ihrer inneren Stimme ruhig und langsam (wenn möglich in der Ausatmung) die folgenden Formeln vorsprechen. Lassen Sie zwischen den einzelnen Übungsformeln ein wenig Pause, bevor Sie mit der nächsten beginnen.

Mit der Zeit werden Sie Ihr Tempo und den Rhythmus finden, die für Sie angenehm sind.

Ruhe Ich bin ruhig, vollkommen ruhig und entspannt. 1mal.

Schwere Mein Körper ist schwer, angenehm schwer. 3mal.

Ruhe Ich bin ruhig, vollkommen ruhig und entspannt. 1mal.

Wärme Mein Körper ist warm, wohlig warm. 3mal.

Ruhe Ich bin ruhig, vollkommen ruhig und entspannt. 1mal.

Atem Mein Atem geht ruhig und gleichmäßig. 3mal.

Ruhe Ich bin ruhig, vollkommen ruhig und entspannt. 1mal.

Bereiten Sie sich auf den Übergang von Ruhe zu Aktivität vor, indem Sie sich ausgiebig räkeln und dehnen. Atmen Sie tief ein und aus und lassen Sie die Augen wieder aufgehen.

Übungen zur Körperwahrnehmung

Nur wenn man weiß und spürt, wo sich was und wie im Körper befindet, macht es Sinn, diesen Bereich zu beüben. Beginnen Sie deshalb
mit den «Spürübungen», um sich auch von innen her mit Ihrem Körper vertraut zu machen. Erlauben Sie sich Geduld. Der Körper braucht
seine eigene Zeit.

Das knöcherne Becken

Befassen Sie sich zunächst mit den knöchernen Strukturen Ihres
Beckens. Schauen Sie sich dabei ruhig immer wieder die anatomischen
Abbildungen auf den Seiten 15 und 16 an. Entwickeln Sie ein Gefühl
für den Spannungszustand der das Becken umgebenden Muskulatur,
und erspüren Sie dann die muskulären Verbindungen. Anschließend
lernen Sie die Bewegungsreaktionen Ihrer Atmung kennen.

Kennenlernen und Ertasten der Beckenform im Stehen

Ausgangsstellung

Sie stehen aufrecht, die Füße hüftweit geöffnet.

Übungsbeschreibung

Tasten Sie mit den Händen den knöchernen Beckengürtel ab. Richten Sie Ihre Aufmerksamkeit dabei besonders auf den *rechten* und *linken oberen Darmbeinstachel* (Spina iliaca anterior superior), die *Schambeine* mit der *Schambeinfuge* (Symphyse), gegenüberliegend das *Kreuz-* und *Steißbein* und als untere knöcherne Begrenzung die *Sitzbeinhöcker*.

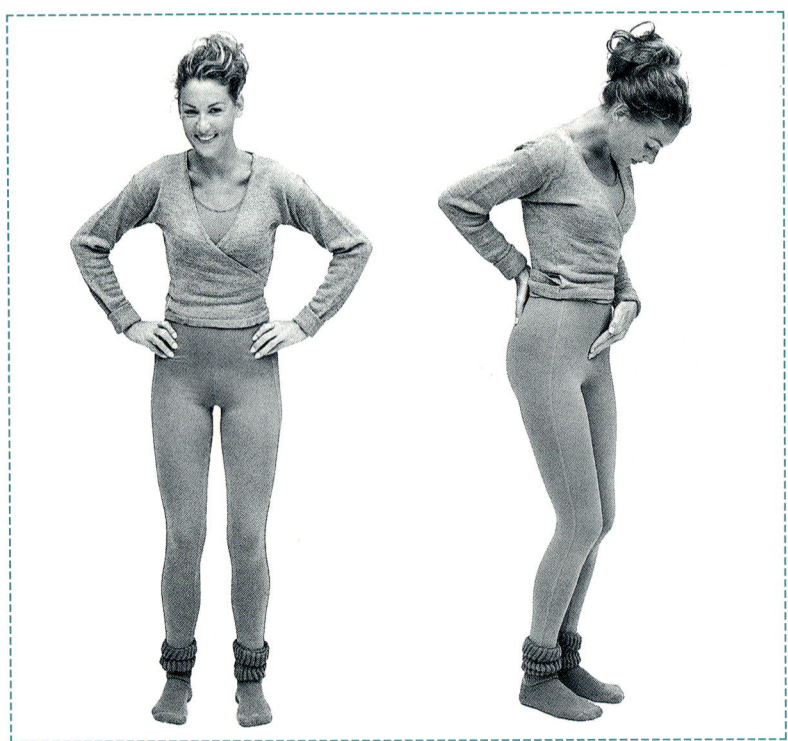

Hinweis

- Die beschriebenen Punkte dienen als Körperorientierung bei den folgenden Übungen. Prägen Sie sich mit der Zeit ihre Namen und ihre Lokalisation gut ein.

Kennenlernen und Ertasten der Beckenform im Sitzen

Hilfsmittel

Ein Hocker oder ein Stuhl mit fester Sitzfläche.

Ausgangsstellung

Sitz auf dem vorderen Drittel des Hockers, die Füße fest am Boden.

Übungsbeschreibung

Tasten Sie das knöcherne Becken im Sitzen ab. Lenken Sie Ihre Aufmerksamkeit vor allem auf die Sitzbeinhöcker.

Stützen Sie dann die Hände seitlich am Becken ein. Verlagern Sie das Gewicht einmal vor, hinter und auf die Sitzbeinhöcker (s. Seite 46).

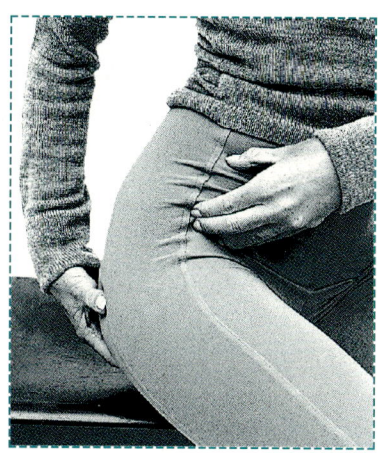

Hinweis

■ Nehmen Sie die Reaktion der Wirbelsäule auf die einzelnen Sitzpositionen wahr. Verlagern Sie das Gewicht vor die Sitzbeinhöcker, so entsteht eine starke Höhlung in der Lendenwirbelsäule (Hyperlordose). Verlagern Sie das Gewicht hinter die Sitzbeinhöcker, so flacht die Lendenwirbelsäule ab bzw. rundet sich nach außen. Verlagern Sie das Gewicht direkt über die Sitzbeine, eventuell ein wenig davor, so ist das Kreuzbein aufgerichtet, und die Lendenwirbelsäule weist im unteren Rücken die natürliche Schwingung nach innen auf (Lendenlordose).

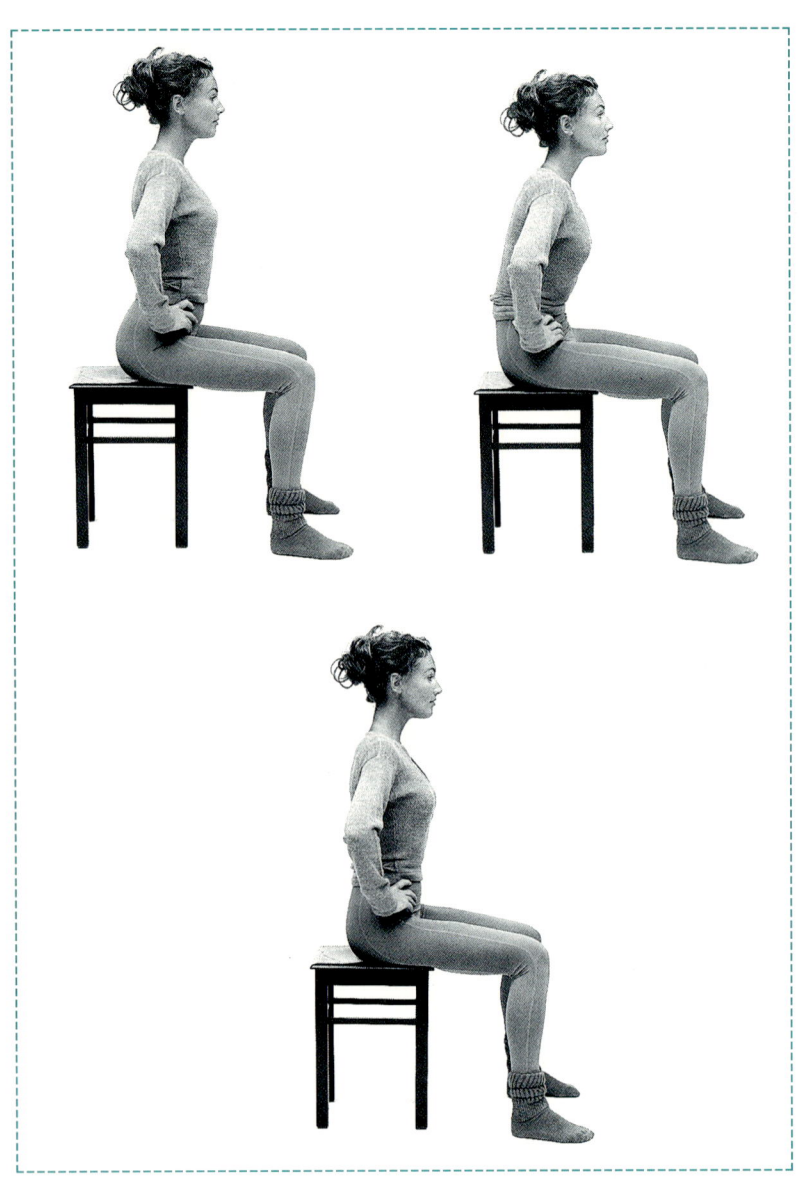

Tip!

Beachten Sie Ihre Sitzposition häufiger und pendeln sich über Ihren Sitzbeinen ein!

Was die Beckenbodenmuskeln nicht sind

Oft werden die Beckenbodenmuskeln mit anderen Muskelgruppen verwechselt. Selbst in Fachkreisen findet sich noch häufig die falsche Vorstellung, die Beckenbodenmuskeln seien durch die Anspannung der Gesäßmuskeln zu kräftigen. Durch das Anspannen von Bauch-, Gesäß- und Oberschenkelmuskeln können die Beckenbodenmuskeln zwar komprimiert werden, eine gezielte Beckenbodenkräftigung erfolgt jedoch nicht.

Beginnen Sie zunächst in umgekehrter Reihenfolge, und machen Sie sich bewußt, was der Beckenboden nicht ist.

Anspannung der Gesäßmuskeln

Hilfsmittel
Ein Kissen.

Ausgangsstellung
Rückenlage, den Kopf eventuell auf dem Kissen, die Beine hüftweit aufgestellt, die Hände unter dem Becken.

Übungsbeschreibung
Spannen Sie die Gesäßmuskeln an, indem Sie das Gesäß fest zusammenkneifen. Halten Sie die Spannung für einige Sekunden, und lassen Sie langsam wieder los.

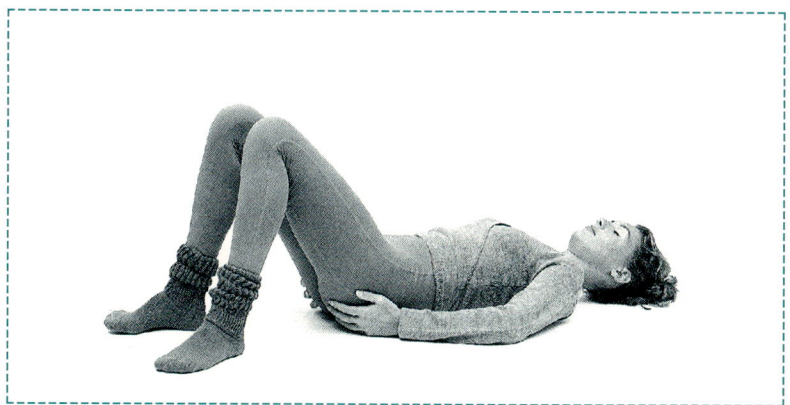

Wiederholung

So oft, bis sich ein Gespür für die An- und Entspannung der Gesäßmuskeln entwickelt.

Hinweise

■ Mit Hilfe Ihrer Hände spüren Sie, wie sich die Gesäßmuskeln zusammenziehen, fest werden und die Auflagefläche des Beckens dadurch kleiner wird.

■ Machen Sie sich bewußt: Sie spannen primär die Gesäßmuskeln an, nicht die Beckenbodenmuskeln!

Anspannung der Oberschenkelinnenseite

Hilfsmittel

Ein Kissen.

Ausgangsstellung

Rückenlage, den Kopf eventuell auf einem Kissen, die Beine angewinkelt, die Füße aufgestellt. Die Hände liegen an der Oberschenkelinnenseite.

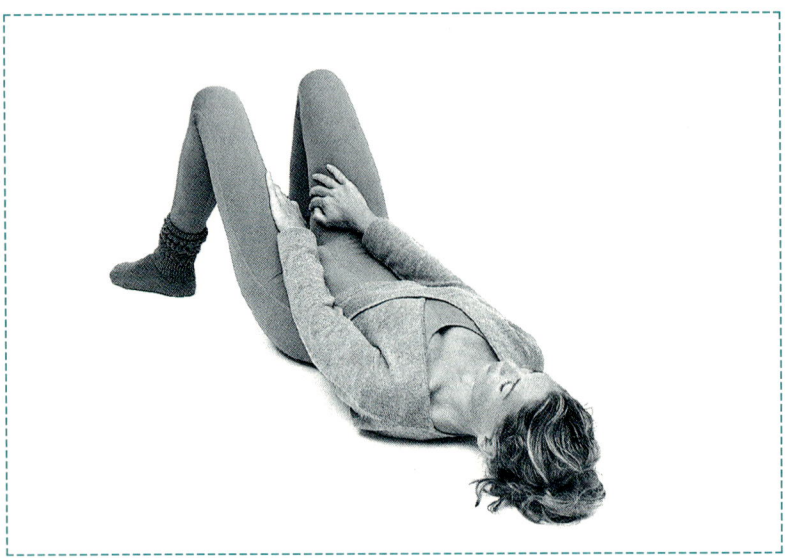

Sie spannen die Oberschenkel an, indem Sie die Beine nach innen gegen die Hände drücken. Die Hände leisten Widerstand. Halten Sie die Spannung für ein paar Sekunden, und lassen Sie dann wieder locker.

Wiederholung

So oft, bis sich ein Gespür für die An- und Entspannung der Oberschenkelinnenseite entwickelt.

Hinweise

- Sie spüren mit den Händen, wie sich die Oberschenkelinnenseite spannt und die Muskeln fester werden.
- Sie spannen primär die Muskeln an der Innenseite der Oberschenkel (Adduktoren) an, nicht die Beckenbodenmuskeln!

Anspannung der Bauchmuskulatur

Hilfsmittel

Ein Kissen.

Ausgangsstellung

Rückenlage, eventuell ein Kissen unter dem Kopf, die Beine angewinkelt, die Füße aufgestellt, die Hände auf dem Bauch.

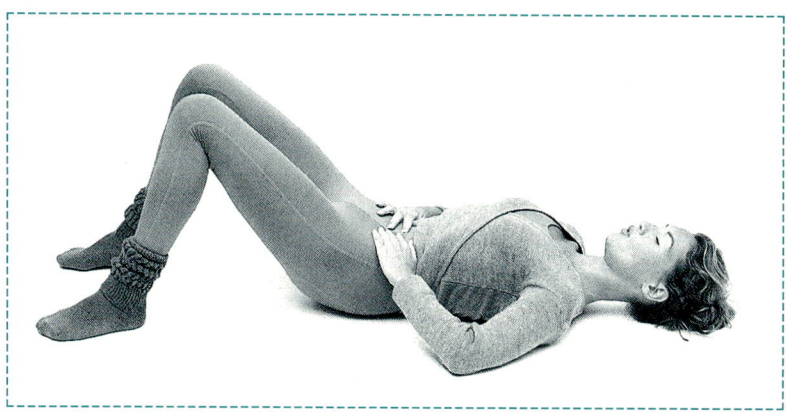

Übungsbeschreibung

Spannen Sie die Bauchmuskeln an, indem Sie den Bauch nach innen ziehen und den unteren Rücken gegen den Boden drücken. Halten Sie die Spannung für ein paar Sekunden, und lassen Sie dann langsam wieder locker.

Wiederholung

So oft, bis sich ein Gespür für die An- und Entspannung der Bauchmuskeln entwickelt.

Hinweise

- Sie spüren unter Ihren Händen, wie die Bauchmuskeln fest werden und sich das Schambein in Richtung der Hände bewegt (Beckenaufrichtung).
- Sie spannen primär die Bauchmuskeln an, nicht den Beckenboden.

Die drei Beckenbodenschichten

Im Gegensatz zum Bewegungsausmaß von Gesäß-, Bauch- und Beinmuskeln sind die Bewegungen des Beckenbodens wesentlich kleiner und sanfter, eher wie ein Lidschlag des Auges.

Kennenlernen der äußeren Beckenbodenschicht

Die äußere Beckenbodenschicht verläuft in Form einer liegenden Acht vom Schambein zum Steißbein. Der Reflexpunkt liegt auf der Stirn, zwischen den Augenbrauen und in der Kehle.

Hilfsmittel

Toilette und Stuhl oder Hocker.

Erste Ausgangsstellung

Sie sitzen auf der Toilette und versuchen beim Wasserlassen den Harnstrahl bewußt zu unterbrechen (nur zum Kennenlernen, nicht als ständiges Training!).

Zweite Ausgangsstellung

Sie sitzen aufrecht, die Handfläche in Ihrem Schritt.

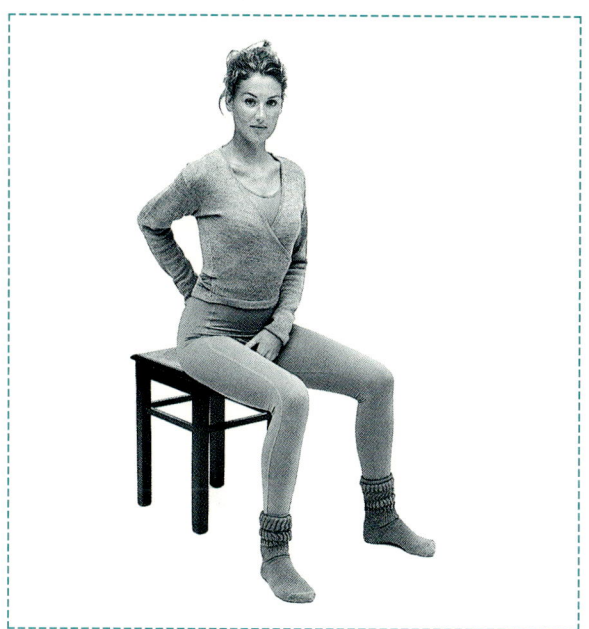

Übungsbeschreibung

Husten Sie. In der Dammgegend verspüren Sie ein leichtes «An-klicken», einen sanften Druck gegen die äußere Beckenbodenschicht von innen.

Dritte Ausgangsstellung

Sie sitzen aufrecht auf einem Stuhl.

Übungsbeschreibung

Durch ein leichtes Blinzeln mit Ihrer Scheide (wie ein Lidschlag) oder ein «Anklicken» können Sie die äußere Muskelschicht (von außen) spüren.

Vierte Ausgangsstellung
Sie sitzen auf einem Stuhl.

Übungsbeschreibung
Ziehen Sie abwechselnd die Augenbrauen zusammen, und lassen Sie wieder locker. So aktivieren Sie den Reflexpunkt der äußeren Becken-bodenschicht. Diese macht die Bewegung leicht mit.

Fünfte Ausgangsstellung
Sie sitzen aufrecht auf einem Stuhl.

Übungsbeschreibung
Krächzen Sie auf «Krrr», als würde Ihnen der Rachen jucken. Der Afterschließmuskel zieht sich zusammen. Öffnen Sie den Rachen, und tönen Sie auf «Ooooh». So entspannt sich der Muskel wieder.

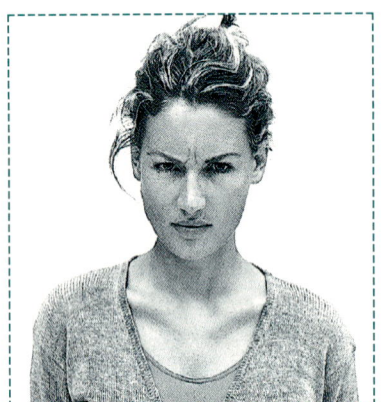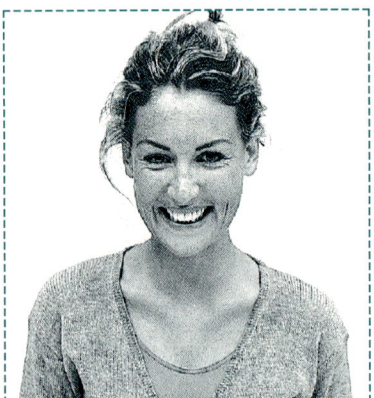

Kennenlernen der mittleren Beckenbodenschicht

Die mittlere Beckenbodenschicht verläuft quer zwischen Schambein-
ästen und Sitzbeinhöckern. Der Reflexpunkt liegt in der unteren Mitte
der Schulterblätter.

Hilfsmittel

Ein Sitzball, Stuhl oder Hocker.

Ausgangsstellung

Sie sitzen aufrecht. Die Handflächen liegen unter den Sitzbeinhöckern.
Die Brustwirbelsäule ist aufrecht, die Schulterblätter am Rücken verankert.

Übungsbeschreibung

Aktivieren Sie die mittlere Schicht, und ziehen Sie die Sitzbeinhöcker
ein wenig zueinander. Ihr Rücken richtet sich weiter auf. Halten Sie
die Spannung, und lassen Sie langsam locker.

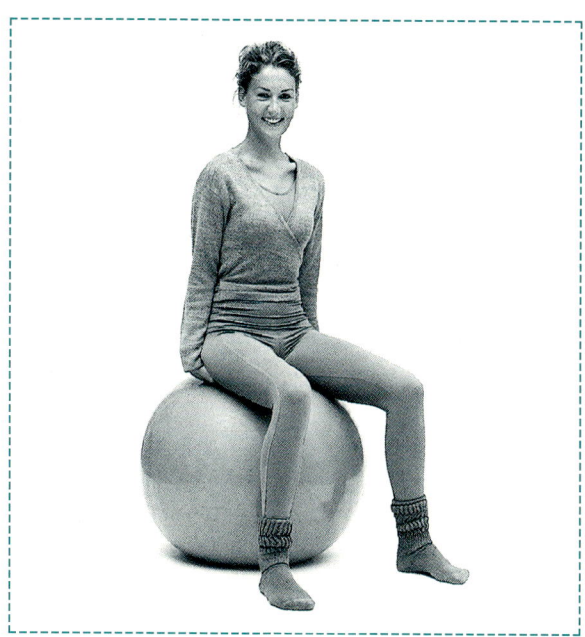

- Achten Sie darauf, die Sitzbeine nicht mit den Gesäßmuskeln zu-sammenzudrücken.
- Machen Sie sich den Zusammenhang von einer aufrechten Körper-haltung und der Beckenbodenspannkraft bewußt. Sind Sie vom Becken her im Rücken aufgerichtet, ist auch immer Ihr Beckenbo-den in guter Spannung. (Siehe Seite 108 ff, Alltagshaltungen).

Kennenlernen der inneren Beckenbodenschicht

Die innere Beckenbodenschicht verläuft von vorne (Schambein) nach hinten (Steißbein). Sie breitet sich fächerförmig zu den Seiten des Bek-kens aus. Bei anderen Säugetieren wird mit dieser Muskulatur der Schwanz bewegt. Der Reflexpunkt liegt am Unterkiefer, zusammen mit der Zunge und dem Mund.

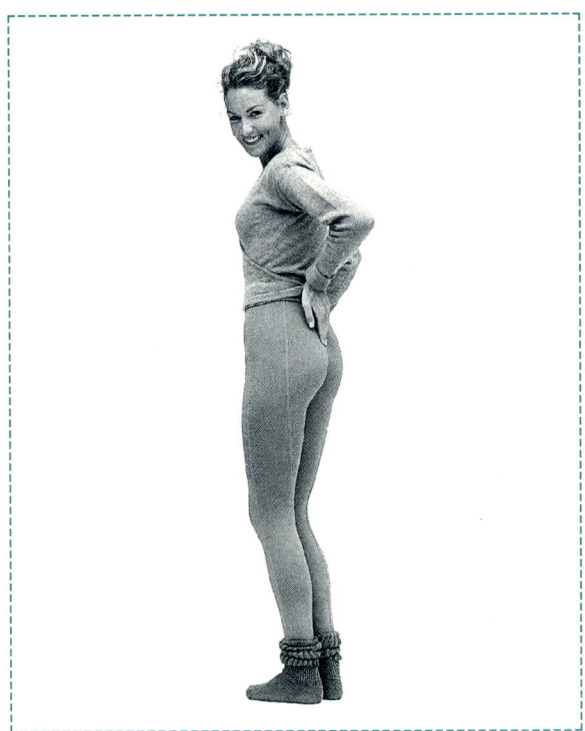

Sie stehen aufrecht und stellen sich vor, daß an Ihrem Steißbein ein imaginärer Schwanz befestigt ist. Sie können an diese Stelle auch Ihre Hand legen und mit den Fingern das Ende der Wirbelsäule tasten.

Übungsbeschreibung

Spüren Sie sich in die Muskeln ein, und heben Sie den imaginären Schwanz wie ein Eichhörnchen in die Höhe. Haben Sie Geduld, bis Ihre Muskeln den Weg finden. Entspannen Sie anschließend, und ruhen Sie sich aus.

Unterscheidung des vorderen und des hinteren Teils der Beckenbodenmuskeln

Hilfsmittel

Ein Hocker oder Stuhl mit fester Sitzfläche, eine Handtuchrolle.

Ausgangsstellung

Aufrechter «Reitersitz» auf einer fest eingerollten Handtuchrolle, die Füße stehen unter den Knien.

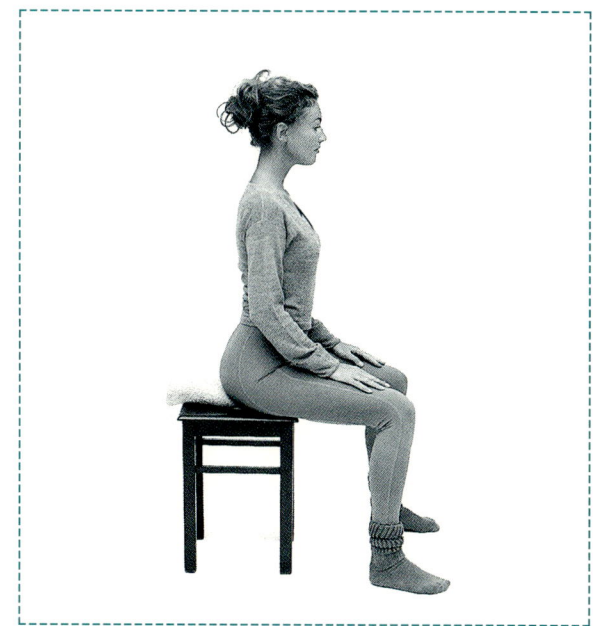

*Sitz vor den
Sitzbeinhöckern*

Übungsbeschreibung

Verlagern Sie Ihr Becken etwas vor die Sitzbeinhöcker. In der Ausatmung verschließen Sie sanft den Beckenboden, als wollten Sie die Handtuchrolle ansaugen, weiteratmen und in der Ausatmung langsam sinken lassen.

Verlagern Sie Ihr Becken etwas hinter die Sitzbeinhöcker. In der Ausatmung verschnüren Sie den Beckenboden, als wollten Sie die Handtuchrolle zusammenkneifen. Sie atmen weiter und entspannen in der Ausatmung. Ruhen Sie sich doppelt so lange aus.

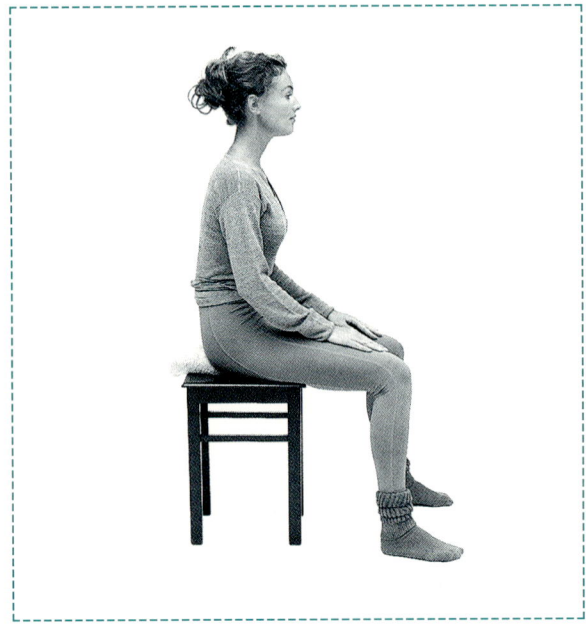

Sitz hinter den Sitzbeinhöckern

Hinweis

■ Das Üben gegen einen festen Widerstand erleichtert die Wahrnehmung der Muskelbereiche, um die es geht.

Übungen zur Wahrnehmung der Atmung

Diese Wahrnehmungsübungen sensibilisieren für die eigene Atmung. Sie wecken natürliche Atemimpulse und erlauben einen natürlichen Atemfluß, der sich auch positiv auf den Beckenboden auswirkt. Ihre Atmung kann ihren Rhythmus finden.

Selbstbeobachtung

Ausgangsstellung

Stand, Sitz oder Rückenlage am Boden.

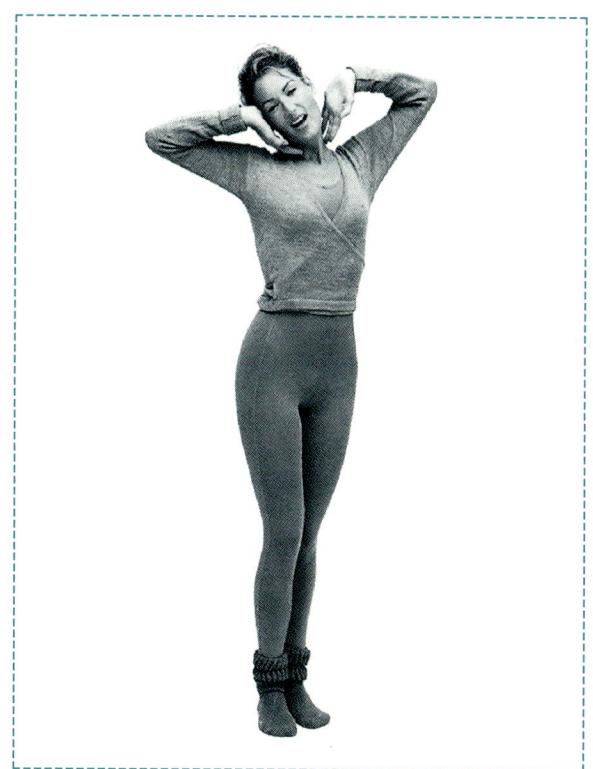

Übungsbeschreibung

Dehnen und rekeln Sie sich ausgiebig und genußvoll. Stellen Sie sich dabei einen Hund oder eine Katze vor. Ruhen Sie aus, und beobachten Sie die Reaktion auf Ihre Atmung.

Wiederholung

So oft wie Sie mögen, bis Sie sich satt gerekelt haben.

Hinweis

■ Gähnen oder wohlige Töne, Seufzen oder Stöhnen sind willkommene Atmungsreaktionen.

Tip!

Probieren Sie, sich auch im Alltag öfter genußvoll zu rekeln. Beginnen Sie gleich morgens im Bett vor dem Aufstehen damit.

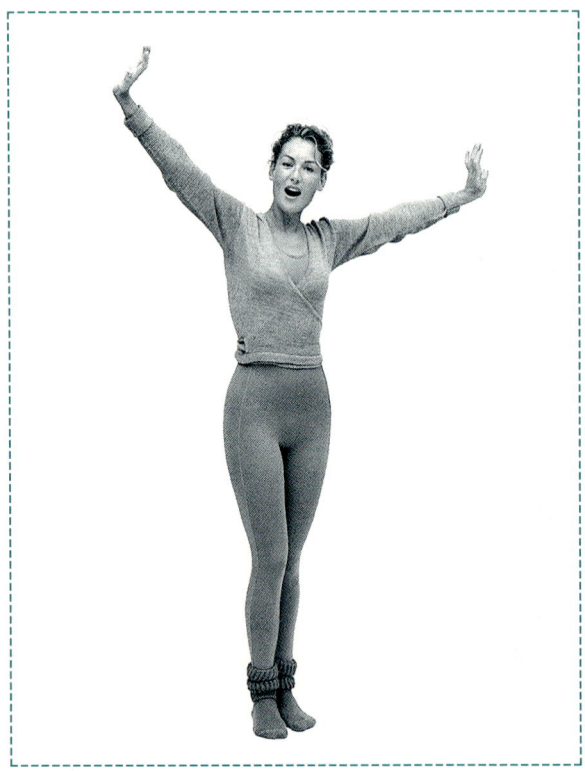

Atemräume erfahren

Hilfsmittel

Ein Hocker oder Stuhl, ein Kissen.

Ausgangsstellung

Aufrechter Sitz oder Rückenlage.

Übungsbeschreibung

Legen Sie abwechselnd Ihre Handflächen auf verschiedene Körperbe-reiche und verweilen Sie dort für einige Zeit. Beobachten Sie Ihre Atembewegung im Brustkorb, im Bauch, in den Leisten und in den Flanken. Wo nehmen Sie Bewegung wahr, die mit Ihrem Atem zu tun hat? Im Brustraum, im Bauchraum, im Beckenraum, an den Flanken, im Rücken? Lassen Sie sich Zeit, lassen Sie Ihren Atem fließen.

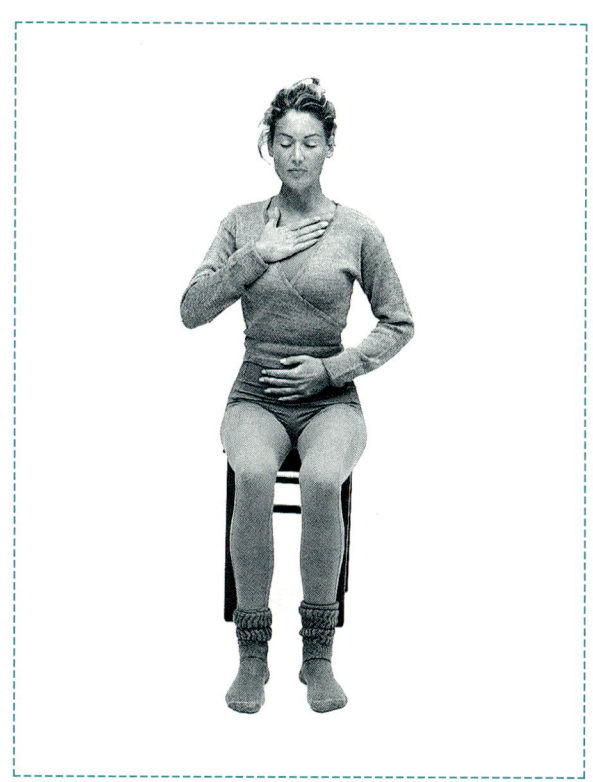

Kopfentspannung

Häufig bedeutet schon das Lösen von Muskelanspannungen eine Verbesserung der Atmungssituation. Die Entspannung des Kopfbereiches führt zu einem tiefen Atemfluß im Beckenraum.

Ausgangsstellung

Sitzend oder liegend.

Übungsbeschreibung

Massieren Sie Ihr Gesicht durch ein sanftes Kreisen der Fingerkuppen. Probieren Sie aus, welche Intensität der Berührung angenehm ist.

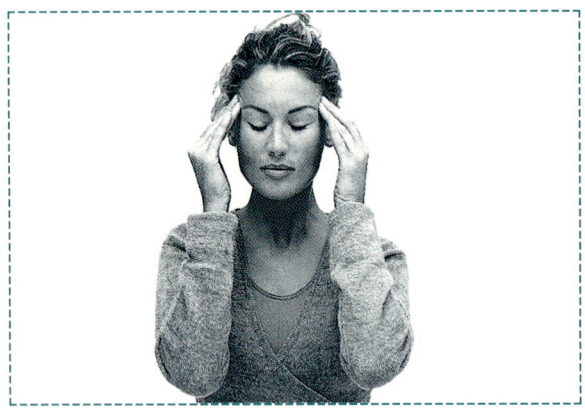

Mögliche Reihenfolge: Über die Augenbrauen hoch zur Stirn, nach außen zu den Schläfen, hinunter zu Ober- und Unterkiefer. Von dort mit Mittel- und Zeigefinger hinter die Ohren, dort ein paarmal kräftig auf und ab streichen. Dann mit Daumen und Zeigefinger die Ohren «langziehen». Von den Ohrläppchen feinfühlig nach oben wandern. Anschließend die Kopfhaut lockern, die Haare «raufen».

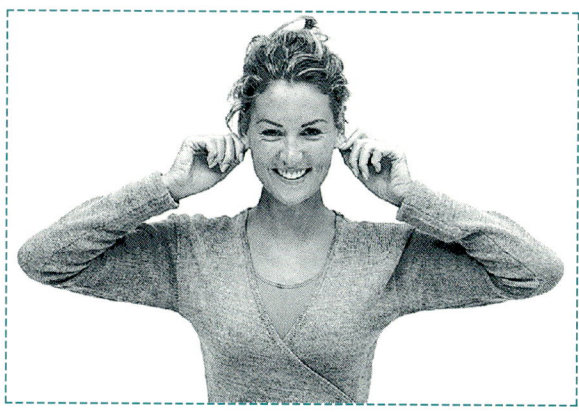

Streichen Sie zum Ende noch einmal den ganzen Kopf-Nacken-Bereich mit langsamen Bewegungen aus, so wie man es bei Müdigkeit oder Kopfschmerzen unwillkürlich tut.

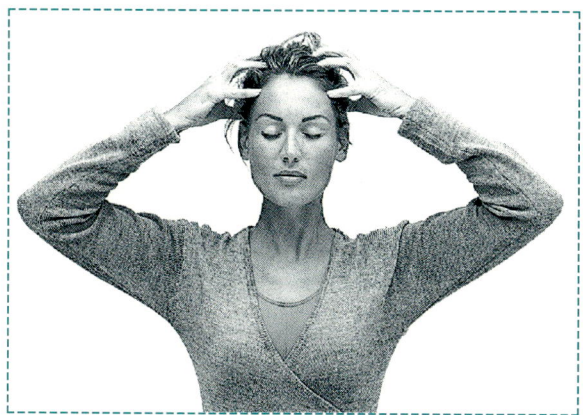

Ruhen Sie aus, und spüren Sie der Wirkung Ihres Tuns nach. Geben Sie Ihrem Gesicht einen weichen, gelösten Ausdruck, so, als würden Sie sich selbst innerlich zulächeln.

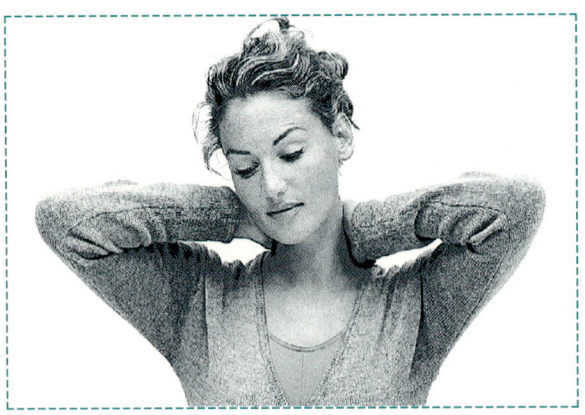

Entspannung der Zunge

Obwohl die Zunge als Muskel sehr beweglich ist, ist sie bei den meisten Menschen verkrampft und behindert die freie Bewegung des Zwerchfells. Eine entspannte Zunge und gelöste Kiefergelenke sind eine wesentliche Voraussetzung für eine «Vollatmung» im Beckenbereich und die Mitarbeit des Zwerchfells.

Ausgangsstellung

Aufrecht sitzend am Boden oder auf einem Stuhl.

Übungsbeschreibung

Schließen Sie Ihre Augen, gehen Sie mit der Aufmerksamkeit in Ihren Körper, und nehmen Sie die Lage Ihrer Zunge wahr. Wo liegt Ihre Zunge gerade? Am oberen Gaumen? Drückt sie gegen die oberen oder unteren Schneidezähne? Schwebt sie im Mundraum? Liegt sie im Mundboden?

Üben Sie, die Beweglichkeit Ihrer Zunge zu verbessern, so oft, wie es Ihnen angenehm ist.

Zunge rausstrecken Strecken Sie die Zunge weit heraus, und versuchen Sie, abwechselnd die Nasenspitze und das Kinn zu berühren.

Ruhen Sie anschließend aus, und lassen Sie Ihre Zunge in den Mundboden sinken.

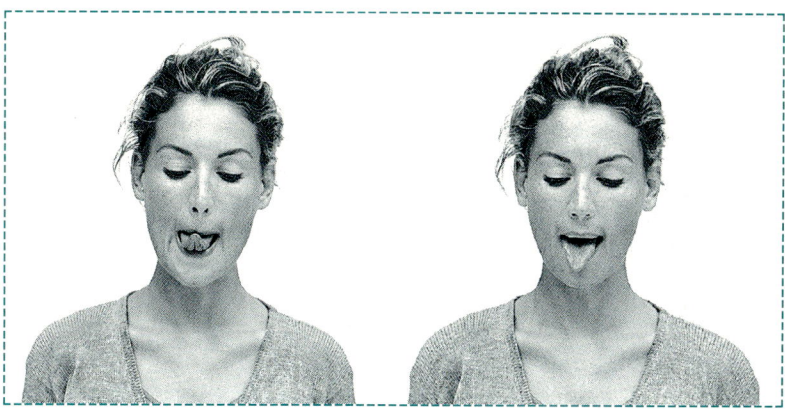

Zungenkreisen Lassen Sie Ihre Zunge bei geschlossenem Mund außen um die Zähne herumkreisen. Versuchen Sie dabei alle Zähne einzeln zu berühren. Wechseln Sie die Richtung.

Ruhen Sie anschließend aus, und lassen Sie Ihre Zunge in den Mundboden sinken.

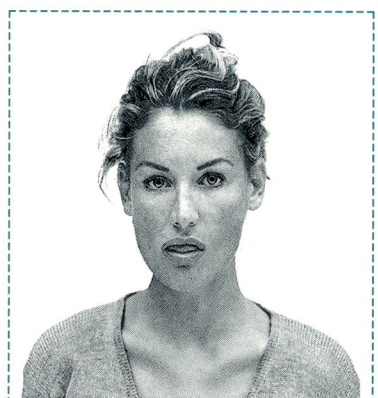

Zungenrollen Rollen Sie mit Ihrer Zunge ein «R».

Ruhen Sie anschließend aus, und lassen Sie Ihre Zunge in den Mundboden sinken.

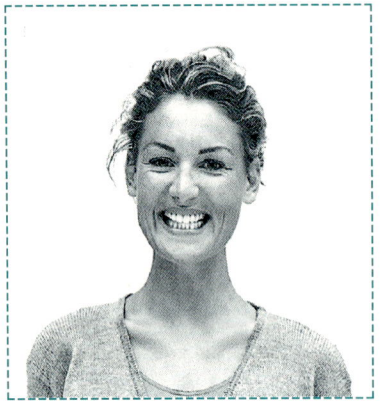

Tip!

Beobachten Sie im Alltag häufiger die Lage Ihrer Zunge im Mundinnenraum. Lassen Sie Kiefergelenke locker und die Zunge in den Mundboden sinken, so daß Ihr Mundinnenraum weit und höhlig wird und so die Voraussetzung für eine freie Zwerchfellarbeit schafft, die wiederum den Beckenboden positiv stimuliert.

Ausatmung üben

Die meisten Menschen atmen unvorteilhaft, indem sie zuviel ein- und zuwenig ausatmen. Eine tiefe Ausatmung entspannt, entschlackt und läßt das Zwerchfell und den Beckenboden nach oben «zurückschwingen». Dies schafft einen Unterdruck im Körper, so daß die Einatmung von selbst kommen kann. Gleichzeitig unterstützt die Zwerchfellpumpe den venösen Blutrückfluß. Wichtig dabei ist es, die Bauchmuskeln locker zu lassen und nicht bewußt einzuziehen.

Erste Ausgangsstellung

Aufrechter Sitz oder Stand.

Übungsbeschreibung

Stellen Sie sich vor, Sie wollten eine Kerze so lange wie möglich ausblasen. Lassen Sie die nächste Einatmung danach von selbst kommen. Wiederholen Sie die Übung ein paarmal.

Ruhen Sie anschließend aus, und spüren Sie Ihrer Atmung in Ruhe nach.

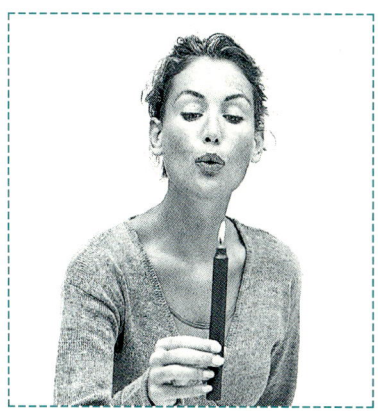

Hinweis

■ Spüren Sie, wie sich Ihre Bauchdecke von selbst nach innen senkt. Spannen Sie nicht willentlich die Bauchmuskeln an.

Rückenlage, die Handflächen sind unterhalb des Brustbeines aufgelegt.

Übungsbeschreibung

«Blubbern» Sie mit Ihren Lippen, während Sie ausgiebig ausatmen. Lassen Sie die nächste Einatmung von selbst kommen. Wiederholen Sie dies ein paarmal.

Ruhen Sie anschließend aus, und spüren Sie Ihrer Atmung nach.

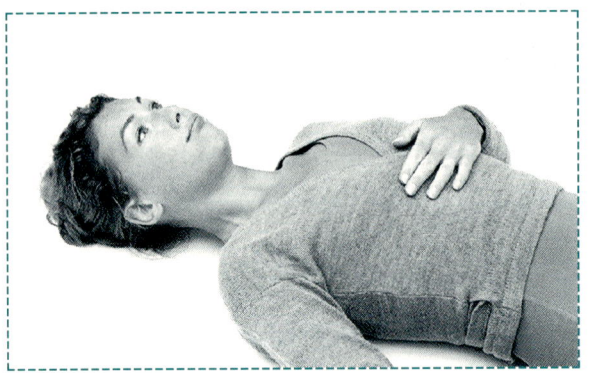

Hinweis

■ Spüren Sie, wie Ihre Bauchdecke weich einsinkt.

Aufrechter Sitz oder Rückenlage.

Übungsbeschreibung

Atmen Sie auf «fff» so lange wie möglich aus. Probieren Sie es auch mit den Lauten «ß, ch, pff, sss».

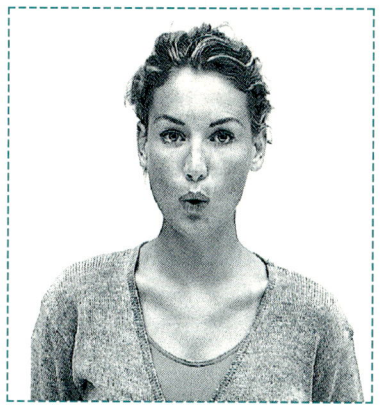

Hinweise

- Tönen Sie etwa 4- bis 5mal, ruhen Sie aus, und spüren Sie den Atemreaktionen nach, bevor Sie zum nächsten Laut übergehen.
- Das strömende Ausatmen sollte nicht als Widerstand empfunden werden.

Fingerkuppenarbeit

Die Fingerkuppenarbeit wurde von Ilse Middendorf entwickelt. Die Arbeit beruht auf der Erfahrung, daß der Druck von oder auf Fingerkuppen Atemimpulse auslöst.

Ausgangsstellung

Aufrechter Sitz oder Stand.

Übungsbeschreibung

Legen Sie die Fingerkuppen beider Hände weich aneinander. Drücken Sie nun die Fingerkuppen vom kleinen Finger und Ringfinger etwa 5 Atemzüge lang fest aneinander.

Ruhen Sie anschließend aus, und spüren Sie der Atembewegung nach.

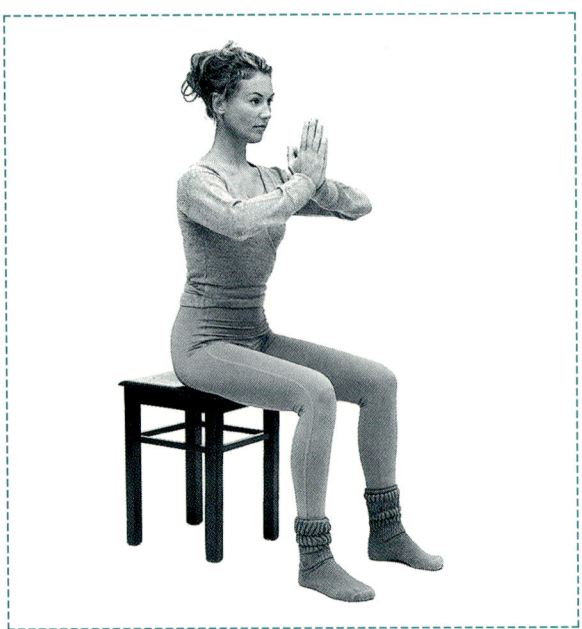

Hinweis

■ Die Atembewegung im Beckenraum wird angeregt.

Venenpumpübungen

Übungen, die die Druckverhältnisse im Beckenraum umkehren bzw. mindern und damit den Beckenboden entlasten, funktionieren zum einen durch Körperhaltungen, bei denen das Becken höher liegt als das Herz und somit die Schwerkraft unterstützend wirkt, und zum anderen durch die Aktivierung der Venenpumpe. Hier wird mittels An- und Entspannung der Fuß- und Beinmuskeln der Venenrückfluß zum Herzen erleichtert. Gleichzeitig kommt es zu einer Anregung der Durchblutung von Blasen- und Beckenbodenmuskeln. Besonders effektiv werden die Pumpübungen, wenn man die Sog- und Druckbewegung des Zwerchfelles mit ausnutzt. Verringert sich der innere Druck gegen den Beckenboden, so ist es leichter, die Muskeln zu spüren und zu aktivieren. Wiederholen Sie die Übungen jeweils ein paarmal hintereinander.

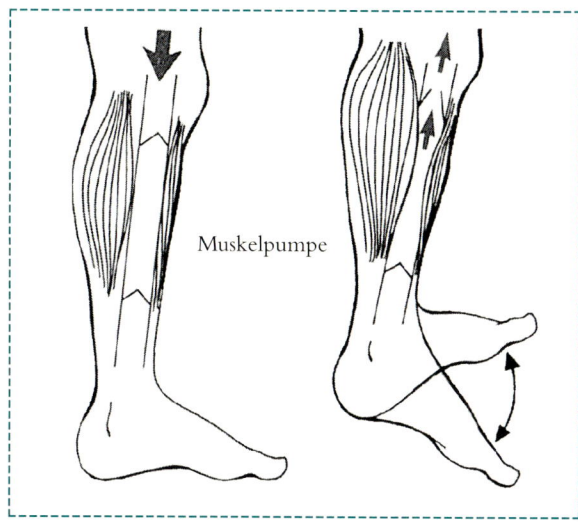

Muskelpumpe in Ruhe und in Aktion

Unterstützung des venösen Rückflusses zum Herzen

Ausgangsstellung

Rückenlage, die Beine sind angewinkelt, die Füße stehen unter den Knien, die Arme liegen neben dem Oberkörper, die Handflächen zeigen nach oben.

Übungsbeschreibung

Drücken Sie die Füße in den Boden, und heben Sie Becken und Rücken langsam so weit an, bis die Hüften gestreckt sind. Entspannen Sie in dieser Position Gesäß- und Bauchmuskeln, und lassen Sie Ihr Gesicht weich und gelöst. Verweilen Sie für ein paar Atembewegungen, und rollen Sie dann langsam, Wirbel für Wirbel, zum Boden zurück.

Ruhen Sie aus.

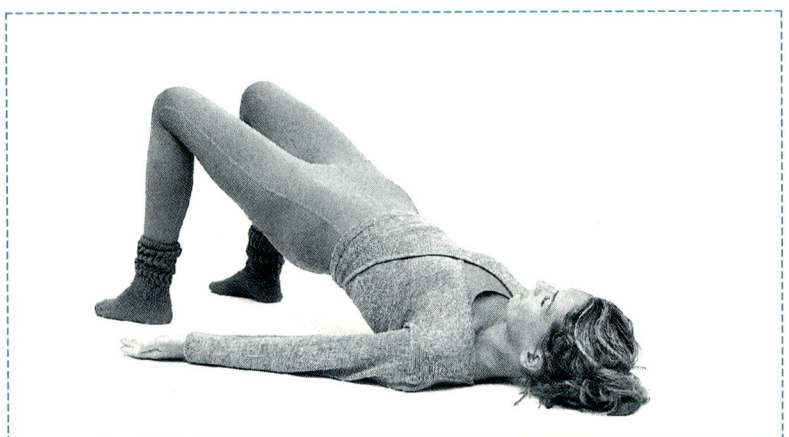

Hinweis

■ Stellen Sie sich vor, wie Ihre Becken- und Bauchorgane dem umgekehrten Zug der Schwerkraft nachgeben und ein wenig Richtung Brustraum «rutschen».

70

Aktivierung des Zwerchfells zur Unterstützung der Pumpwirkung

Ausgangsstellung

Unterarm-Kniestütz, die Knie stehen unter den Hüften, der Oberkörper ist in sich aufgerichtet, der Kopf ruht auf den übereinandergestellten Händen, die Schulterblätter sind in Richtung Becken gezogen, die Knie eventuell unterpolstert.

Übungsbeschreibung

Stellen Sie sich die Bewegung Ihres Zwerchfelles vor. Es senkt sich in Richtung Bauchraum, Ihr Atem kommt. Es schwingt zurück in Richtung Brustraum, Ihr Atem geht. Spüren Sie sich in diese Bewegung ein, und überlassen Sie sich dem Rhythmus Ihres Atems.

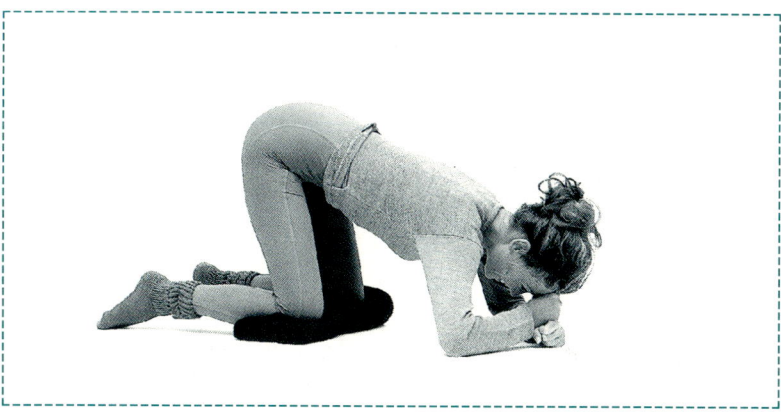

Hinweise

- Durch die Umkehrstellung wird die Ausatmung unterstützt.
- Schließen Sie gleich die folgende Übung an. Der Wechsel der Körperposition wirkt durchblutungsfördernd und entlastend bei Stauungen im Becken- und Beinbereich.

Entlastung der Blutgefäße im Unterkörper

Hilfsmittel

Ein Keilkissen.

Ausgangsstellung

Rückenlage, das Becken liegt auf dem Keilkissen, die Beine werden nacheinander senkrecht über die Hüften gestreckt, beide Arme werden senkrecht über den Schultern gehalten.

Übungsbeschreibung

Stellen Sie sich an Händen und Füßen befestigte, mit Helium gefüllte Luftballons vor. Finden Sie den Platz, an dem Arme und Beine fast von selbst in der Luft «schweben». Spüren Sie, wie die Knochen Sie von innen her stützen und die Muskeln sich entspannen können. Kreisen Sie Ihre Fuß- und Handgelenke langsam und weich, erst in die eine, dann in die andere Richtung. Beenden Sie die Übung, indem Sie die Arme neben den Oberkörper legen und die Beine nacheinander zum Boden zurückbringen.

Ruhen Sie ohne das Keilkissen am Boden aus.

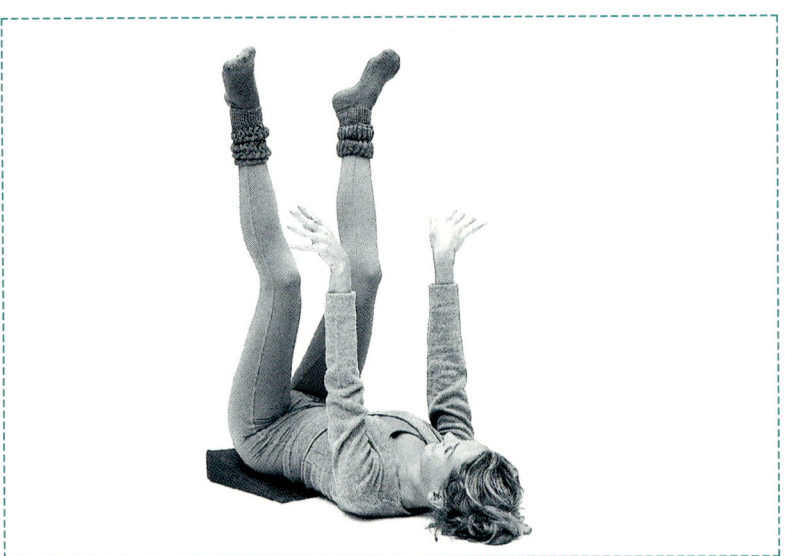

Unterstützung des venösen Blutrückflusses zum Herzen

Hilfsmittel

Ein Keilkissen.

Ausgangsstellung

Rückenlage, das Becken liegt auf dem Keilkissen, die Knie werden gebeugt nacheinander zum Oberkörper gezogen, die Arme liegen seitlich am Boden, die Handflächen zeigen nach oben.

Übungsbeschreibung

Drücken Sie die Arme leicht in den Boden, und fahren Sie mit den Beinen möglichst senkrecht in der Luft Fahrrad. Beugen und strecken Sie dabei intensiv die Knie- und Fußgelenke, vorwärts und rückwärts. Stellen Sie dann nacheinander die Beine zum Boden zurück.

Ruhen Sie ohne Keilkissen am Boden aus.

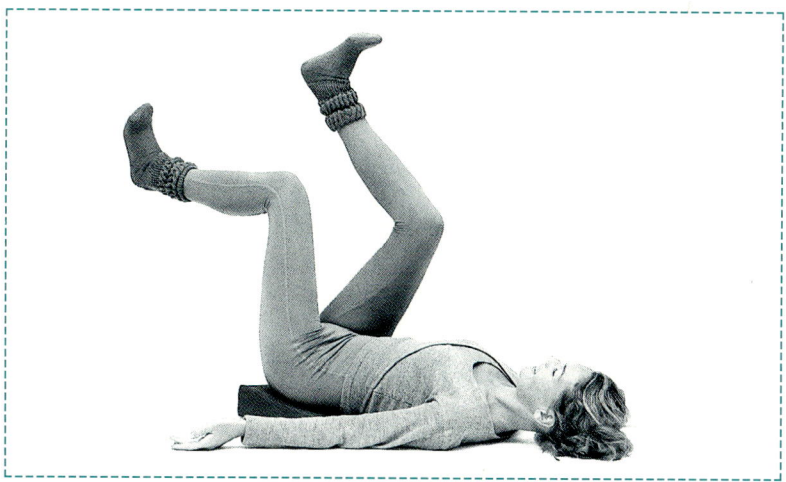

Hinweis

■ Spannen Sie Ihre Bein- und Fußmuskeln an, indem Sie sich einen Widerstand vorstellen, gegen den Sie antreten.

Tonusregulierende Übungen

Der Beckenboden ist in der Lage, drei verschiedene Spannungszustände einzunehmen. Er kann in einer «normalen» Spannungslage in Ruhe- oder Wohlspannung (Eutonus) sein, aus der heraus er sich an- oder entspannen kann. Er kann kurzfristig die Muskelspannung erhöhen, z.B. beim Niesen, Husten oder Lachen, um im Sinne eines Sicherheitsverschlusses vor unkontrolliertem Harn- oder Stuhlabgang zu schützen, er kann aber auch im Sinne einer «Verspannung» über einen längeren Zeitraum angespannt sein. Oder er kann die Spannung reduzieren, entspannen und loslassen, z.B. auf der Toilette bei der Harn- oder Stuhlentleerung. Auch nach einer Geburt ist die Spannung durch die extreme Dehnung während der Geburt im Anschluß über einen längeren Zeitraum sehr gering. Der Beckenboden wird dann oft als sehr schwach empfunden.

Nachdem Sie Ihren Beckenboden wahrgenommen haben und ihn in seinen drei Schichten erfahren haben (siehe Seite 50ff) schließen sich jetzt die Kernübungen an, die die Spannungslagen des Beckenbodens verändern können. Am Ende des Übens sollte der Beckenboden immer wieder in seine Wohlspannung (Eutonus) zurückfinden. Die Beobachtung Ihrer Atmung in Ruhe («Ich lasse meinen Atem kommen und gehen und warte, bis er von selbst wiederkommt») wirkt dabei unterstützend.

Beginnen Sie mit den Übungen zur Stimulierung, sie werden Ihnen helfen, ein noch deutlicheres Gefühl für Ihren Beckenboden zu gewinnen. Schließen Sie dann die Übungen zur Kräftigung bzw. Entspannung an. Wählen Sie diejenigen aus, die Ihnen leichtfallen. Variieren Sie die Ausgangsstellungen. So werden Sie flexibler, und die Integration in den Alltag gelingt müheloser. Mit der Zeit können Sie die empfohlenen Wiederholungen selbständig erhöhen.

Stimulierung der Beckenbodenmuskeln

Ausgangsstellung

Knie- und Unterarmstütz, die Ellenbogen stehen unter den Schultern, die Unterarme parallel, die Knie stehen unter den Hüften. Der Oberkörper ist aufgerichtet, der Kopf befindet sich in der Verlängerung der Wirbelsäule.

Übungsbeschreibung

Spüren Sie Ihren Atemfluß. Beginnen Sie dann betont hörbar, beim Sprechen ein «Zungen-R» rollen zu lassen, wie auf «Brrrrrrrr». Sprechen Sie anschließend laut hörbar die Worte «lack, lick, lock, luck, leck». Betonen Sie dabei die Endlaute (ck) besonders explosiv.

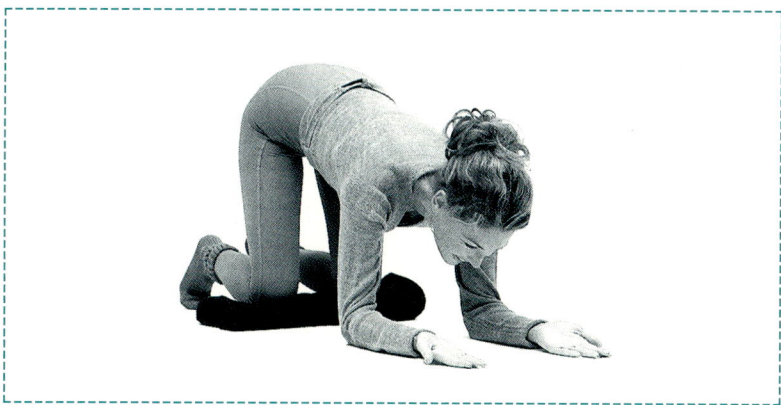

Hinweis

■ Das laut betonte Sprechen dieser Laute aktiviert das Zwerchfell. Darüber entsteht ein Sog, der sich auf Beckenboden und Harnblase anhebend auswirkt. Der Beckenboden wird reaktiviert.

Stimulierung der Beckenbodenmuskeln

Hilfsmittel

Ein Sitzball oder ein Hocker.

Ausgangsstellung

Sie sitzen aufrecht auf der vorderen Hälfte des Balles. Die Beine geöffnet, die Knie befinden sich über den Fußgelenken. Die Hände können zur Sicherung den Ball berühren.

Übungsbeschreibung

Beginnen Sie vorsichtige Rollbewegungen von den Sitzbeinhöckern aus. Zunächst nach vorne und hinten (Becken aufrichten und Becken kippen), dann seitlich nach rechts und links. Anschließend «malen» Sie mit Ihren Sitzknochen kleine Kreise auf dem Ball, erst rechts-, dann linksherum.

Wiederholung

4- bis 8mal je Seite.

Hinweis

■ Die Sitzbeine initiieren die Bewegung, der Schultergürtel und der Kopf bleiben ruhig und werden nicht mitbewegt. Lassen Sie Ihrer Atmung freien Lauf.

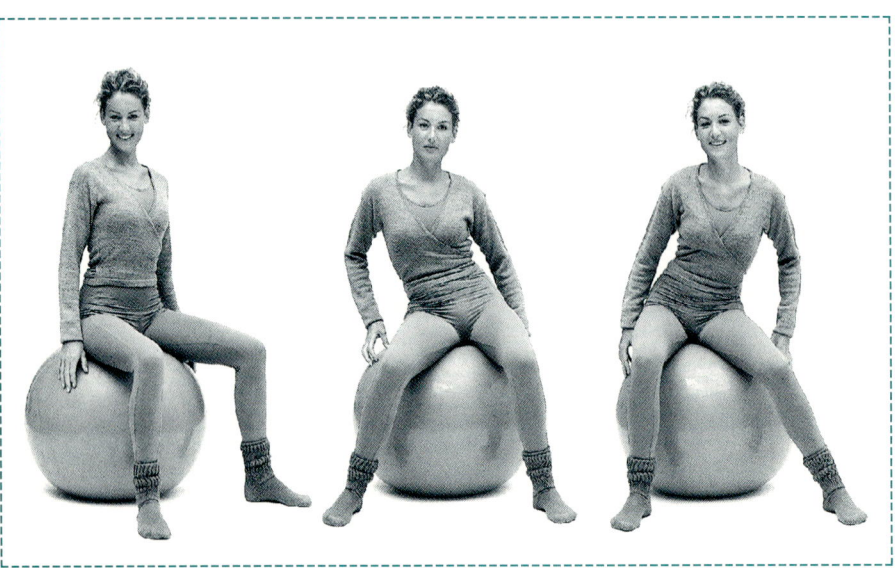

Stimulierung der Beckenbodenmuskeln

Hilfsmittel

Eine Handtuchrolle.

Ausgangsstellung

Vierfüßlerstand, die Hände stehen unter den Schultern, die Ellenbogen sind leicht gebeugt. Die Knie stehen unter den Hüften, die Fußrücken liegen am Boden. Eine kleine Rolle unter den Fußgelenken erleichtert die Stellung. Der Oberkörper ist in sich aufgerichtet, der Kopf befindet sich in Verlängerung der Wirbelsäule.

Übungsbeschreibung

Lassen Sie Ihren Atem kommen und gehen. In der Ausatmung drücken Sie die Fußrücken in den Boden und heben die Knie 1−2 Zentimeter vom Boden ab. Halten Sie die Position 5−8 Sekunden, während Sie weiteratmen. In der Ausatmung senken Sie die Knie langsam wieder.

Dann ruhen Sie doppelt so lange aus.

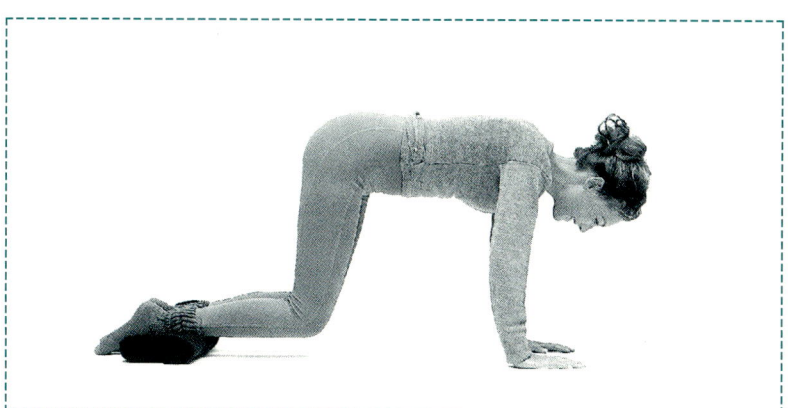

Wiederholung

4- bis 8mal.

Hinweis

■ Der Beckenboden spannt sich über das Knieheben reaktiv an. Bleiben Sie im Rumpf stabil, und verlagern Sie das Gewicht nicht nach vorne.

Stimulierung der Beckenbodenmuskeln

Ausgangsstellung

Grätsche, die Füße sind mehr als schulterweit geöffnet, die Knie stehen über den Fußgelenken, das Becken oberhalb der Knie.

Übungsbeschreibung

Aus der tiefen Grätsche drücken Sie sich abwechselnd kraftvoll mit einem Fuß vom Boden ab, so daß Sie für einen Moment auf einem Bein stehen. Sinken Sie dann in die Ausgangsposition zurück. Wechseln Sie die Seite. Unterstützen Sie das Abdrücken durch lautes Sprechen der Konsonanten «ft». Wechseln Sie dann zu dem Laut «fo». Betonen Sie jeweils stimmhaft den letzten Buchstaben.

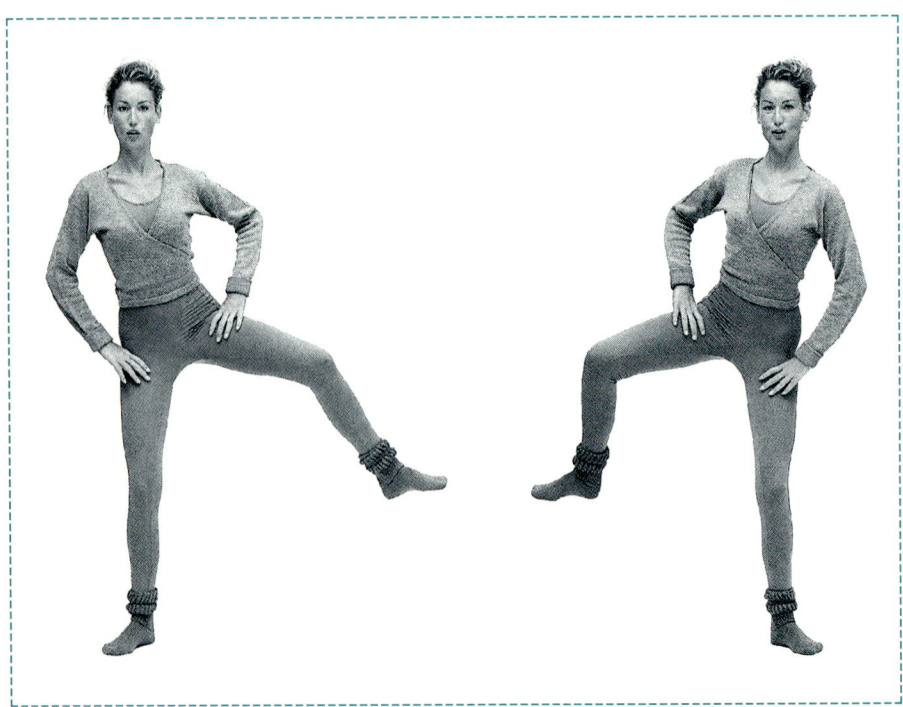

Wiederholung

4- bis 8mal.

Kräftigung der Beckenbodenmuskeln (Grundübung)

Ausgangsstellung

Rückenlage, die Beine sind angewinkelt, die Füße hüftweit aufgestellt.

Übungsbeschreibung

Beobachten Sie Ihre Atmung. Am Ende der Ausatmung aktivieren Sie Ihren Beckenboden, verschließen die Harnröhre, die Scheide und den After und ziehen den Beckenboden sanft und langsam in sich hoch. Dabei schieben Sie gleichzeitig die Sitzbeinhöcker zueinander. Die Spannung halten Sie für etwa 5−8 Sekunden. Atmen Sie dabei weiter, und erhalten Sie die Kraft im Beckenboden aufrecht. Anschließend lösen Sie in der Ausatmung langsam die Anspannung und ruhen doppelt so lange aus.

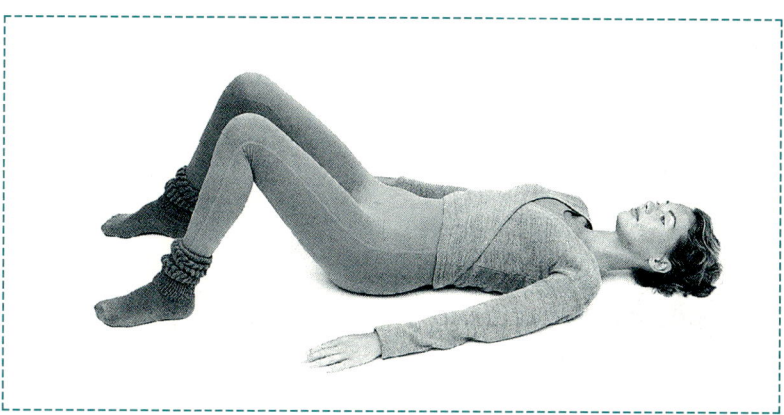

Wiederholung

4- bis 8mal.

Hinweis

■ Stellen Sie sich vor, daß Sie etwas in sich zur Mitte hin aufsaugen oder daß Sie mit dem Beckenboden aufwärts Lift fahren.

Variation

■ Diese Grundform kann in verschiedenen Positionen (Sitzen, Stehen, Vierfüßlerstand) ausgeführt werden und läßt sich spielend leicht in den Tagesablauf integrieren.

Kräftigung der Beckenbodenmuskeln

Ausgangsstellung

Rückenlage, die Beine sind angewinkelt und mehr als beckenweit geöffnet, die Füße zeigen leicht nach außen.

Übungsbeschreibung

Beobachten Sie Ihre Atmung. Am Ende des Ausatmens drücken Sie die Füße in den Boden und richten Ihr Becken auf. Gleichzeitig verschließen Sie die äußere Beckenbodenschicht, ziehen mit der mittleren Schicht die Sitzbeinhöcker zusammen und «schnüren» den Beckenboden von unten zu. Erhalten Sie diese Spannung etwa 5–8 Sekunden aufrecht, während Sie weiteratmen. Senken Sie Ihr Becken mit der Beckenbodenspannung. Wenn Sie am Boden angekommen sind, lösen Sie in der Ausatmung alle Anspannung und geben das Gewicht dem Boden ab.

Ruhen Sie doppelt so lange aus.

Wiederholung

4- bis 8mal.

Hinweis

■ Durch die erhöhte Beckenstellung wird der «Ansaugmechanismus» des Zwerchfells ausgenutzt. In der Ausatmung entsteht im Inneren ein Sog, der den Beckenboden nach innen hochzieht.

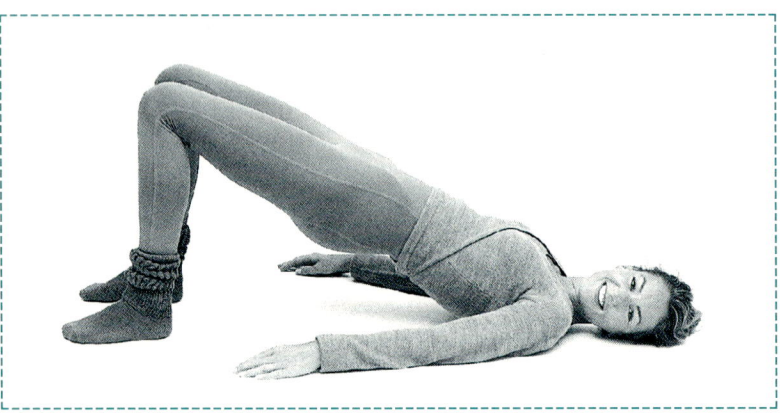

Kräftigung der Beckenbodenmuskeln

Ausgangsstellung

Bauchlage, die Beine sind ausgestreckt und hüftweit geöffnet. Die
Hände liegen unter der Stirn.

Übungsbeschreibung

Spüren Sie sich in Ihren Atemrhythmus ein. In der Ausatmung mit
Lippenbremse, tönen Sie stimmhaft oder stimmlos «puuuh» und ver-
schließen Ihren Beckenboden. Drücken Sie das Schambein gegen den
Boden, und rollen Sie es in Richtung Bauchnabel auf. Halten Sie die
Anspannung für 5−8 Sekunden. Atmen Sie weiter. In der Ausatmung
lösen Sie die Spannung wieder und sinken zum Boden zurück.

Ruhen Sie doppelt so lange aus, und lassen Sie Ihren Atem fließen.

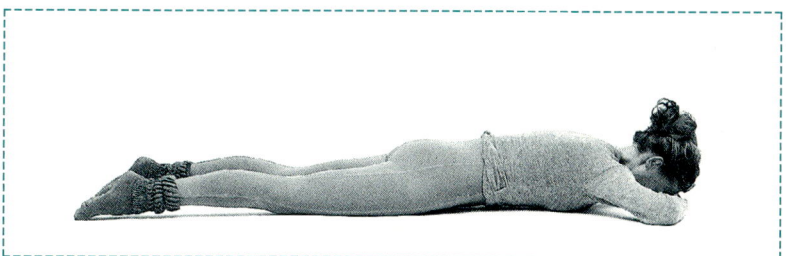

Wiederholung

4- bis 8mal.

Kräftigung der Beckenbodenmuskeln

Ausgangsstellung

Seitenlage, der Kopf ruht auf dem unteren Arm, die Beine sind geschlossen und leicht gebeugt. Der Oberkörper ist in sich aufgerichtet.

Übungsbeschreibung

Beobachten Sie Ihre Atmung. Am Ende der Ausatmung spannen Sie den Beckenboden an und ziehen ihn sanft nach innen oben und zur Mitte. Ziehen Sie dabei das Steißbein in Richtung Schambein, atmen Sie weiter, und halten Sie die Spannung im Beckenboden für 5–8 Sekunden. In der Ausatmung lösen Sie die Anspannung langsam auf und geben das Gewicht an den Boden ab.

Ruhen Sie doppelt so lange aus, und spüren Sie nach.

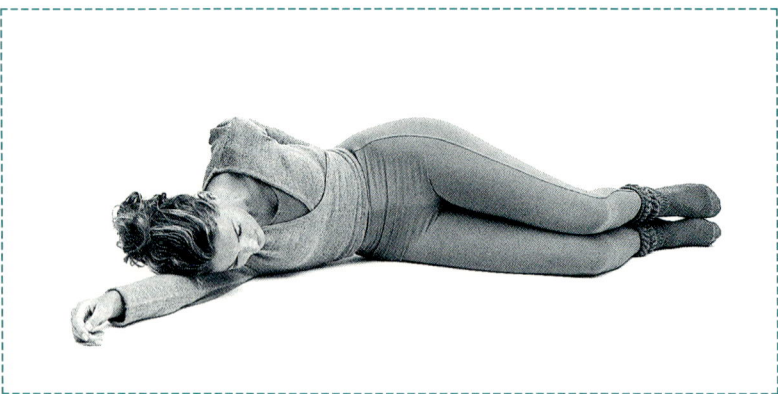

Wiederholung

4- bis 8mal.

Hinweise

- Stellen Sie sich vor, daß das Steißbein zum Schambein winkt.
- Legen Sie den Mittelfinger der oberen Hand an Ihr Steißbein. Unterstützen Sie den Zug des Steißbeins, indem Sie es Richtung Schambeinfuge «schieben». Das Becken bleibt dabei unbewegt.

Kräftigung der Beckenbodenmuskeln

Ausgangsstellung

Seitenlage, der Kopf ruht auf dem unteren Arm, die Beine sind geschlossen im rechten Winkel vor dem Körper. Der Oberkörper ist in sich aufgerichtet.

Übungsbeschreibung

Machen Sie sich Ihren jetzt oben liegenden Sitzbeinhöcker bewußt. Spannen Sie in der Ausatmung Ihre Beckenbodenmuskeln an, und ziehen Sie vom oberen Sitzbeinhöcker das Bein ein wenig höher. Unterschenkel und Fuß sind dabei völlig locker. Sie erhalten die Beckenbodenspannung aufrecht, atmen weiter und heben und senken Ihr Bein vom Sitzbeinhöcker aus. Lassen Sie das Bein dann in der Ausatmung wieder zurücksinken.

Ruhen Sie doppelt so lange aus. Wechseln Sie dann die Seite.

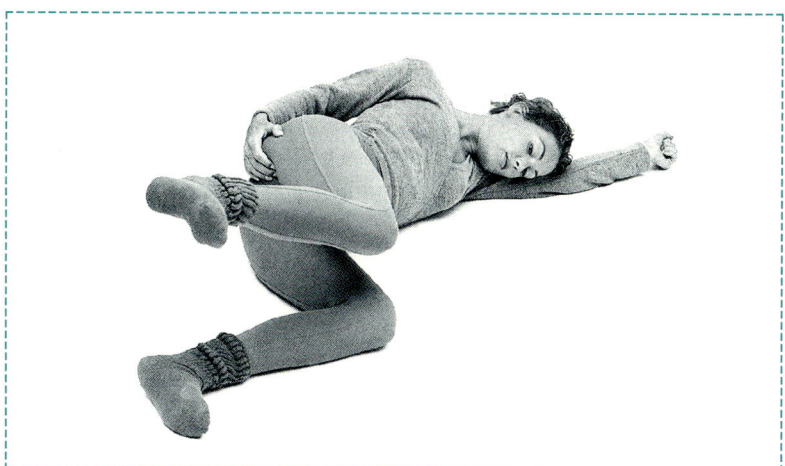

Wiederholung

4- bis 8mal je Seite.

Hinweis

■ Legen Sie die obere Hand an den Sitzbeinhöcker, und unterstützen Sie das Anheben des Beines durch einen leichten Zug am Sitzbein nach oben. Dadurch wird die Bewegung eingeleitet.

Kräftigung der Beckenbodenmuskeln

Ausgangsstellung

Sie sitzen aufrecht am Boden, die Beine sind ausgestreckt, die Hände hinter dem Rücken am Boden abgestützt.

Übungsbeschreibung

Sitzen Sie aufrecht auf Ihren Sitzbeinhöckern, die Hände unterstützen die Beckenkippung nach vorne. Spannen Sie die Beckenbodenmuskeln an, indem Sie die Sitzbeine zueinanderziehen. Heben Sie vom rechten Sitzbeinhöcker die rechte Beckenseite an, schieben Sie sie vor, und setzen Sie sie ab. Nun aktivieren Sie die Beckenbodenmuskeln auf der linken Beckenseite, heben vom linken Sitzbeinhöcker die linke Beckenseite an, schieben sie vor und setzen sie ab.

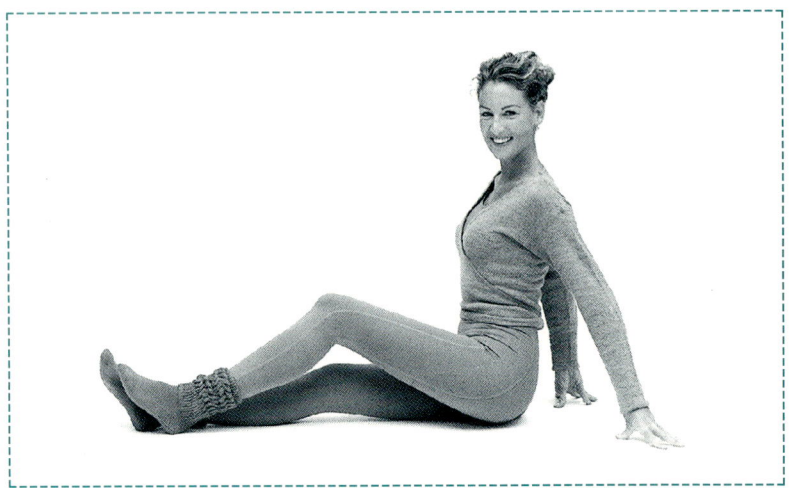

Wandern Sie so auf Ihren Sitzbeinhöckern 10 «Schritte» vor und zurück.

Hinweise

- Bleiben Sie im Oberkörper aufrecht, und lassen Sie die Beinmuskeln locker.
- Kommen Sie nicht in eine seitliche Schaukelbewegung.

Kräftigung der Beckenbodenmuskeln

Hilfsmittel
Ein Sitzball.

Ausgangsstellung
Aufrechter Sitz auf der vorderen Hälfte des Balles.

Übungsbeschreibung
Schieben Sie Ihre Handflächen unter das Becken, und ertasten Sie Ihre Sitzbeinhöcker. Spannen Sie in der Ausatmung die Beckenbodenmuskeln an. Unterstützen Sie das Zusammenziehen, indem Sie die Sitzbeine erst mit, dann ohne die Finger etwas zusammenschieben. Spannung etwa 5–8 Sekunden halten. Atmen Sie weiter, und lösen Sie die Spannung in der Ausatmung langsam.

Entspannen Sie doppelt so lange.

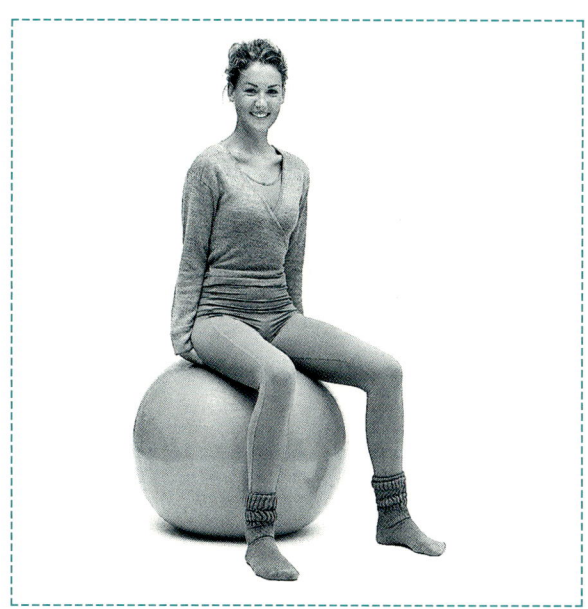

Wiederholung
4- bis 8mal.

Tip!
Diese Sitzübung können Sie gut in ihren Tagesablauf integrieren.

Kräftigung der Beckenbodenmuskeln

Ausgangsstellung

Sie stehen aufrecht, die Beine überkreuz.

Übungsbeschreibung

Spüren Sie sich in Ihren Atemfluß ein. In der Ausatmung drücken Sie die Fußaußenkanten gegeneinander und verschnüren den Beckenboden. Halten Sie die Anspannung für 5–8 Sekunden. Atmen Sie weiter, und lösen Sie in der Ausatmung die Anspannung langsam auf. Entspannen Sie doppelt so lange.

Wiederholung

4- bis 8mal je Seite.

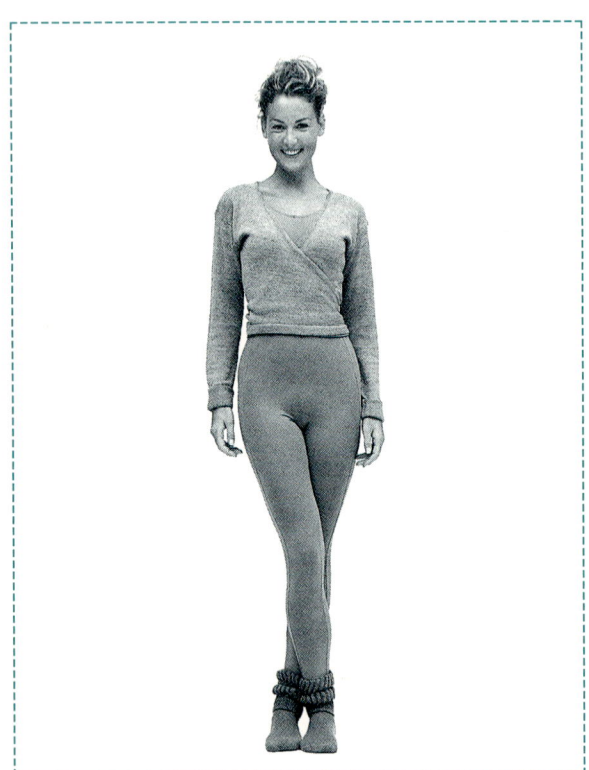

Kräftigung der Beckenbodenmuskeln

Hilfsmittel

Ein Hocker oder Stuhl mit fester Sitzfläche.

Ausgangsstellung

Sie sitzen aufrecht auf dem vorderen Drittel des Hockers. Eine Hand liegt am Schambein, die andere am Kreuz- und Steißbein.

Übungsbeschreibung

Stellen Sie sich vor, am Ende Ihrer Wirbelsäule wäre, wie bei einem Eichhörnchen, ein buschiger Schwanz befestigt. Versuchen Sie mit Hilfe Ihrer Vorstellungskraft, diesen Schwanz nach oben anzuheben. Beginnen Sie in der Ausatmung die untere Schicht zu schließen, ziehen Sie die Sitzbeinhöcker zusammen, und heben Sie zum Schluß den imaginären Schwanz an. Halten Sie die Spannung für 5–8 Sekunden. Atmen Sie weiter, und lassen Sie die Anspannung in der Ausatmung weichen. Ruhen Sie doppelt so lange aus.

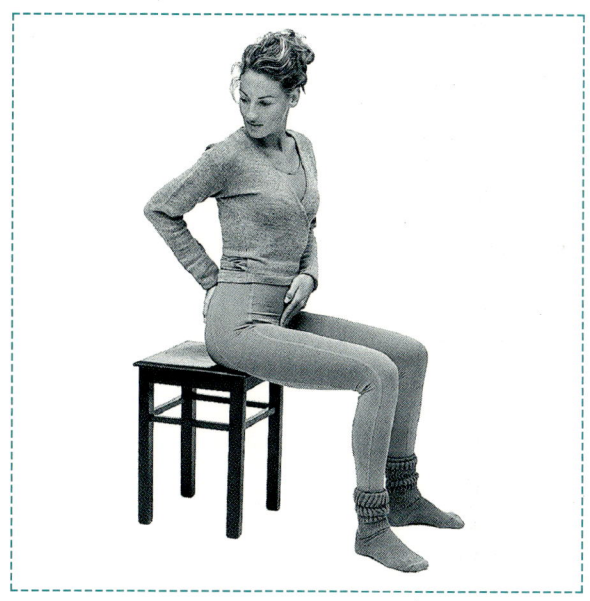

Wiederholung

4- bis 8mal.

Kräftigung der Beckenbodenmuskeln, vor allem des rektalen Teils

Hilfsmittel

Ein Kissen oder eine eingerollte Decke.

Ausgangsstellung

Bauchlage, die Decke liegt unter Hüften und Bauch, die Hände liegen unter der Stirn, die Beine sind gestreckt und überkreuz. Die Zehen stemmen in den Boden.

Übungsbeschreibung

Lassen Sie Ihren Atem kommen und gehen. In der Ausatmung drücken Sie die Beine von den Füßen beginnend nach oben fest zusammen. Schnüren Sie gleichzeitig den Beckenboden sanft zu. Halten Sie die Anspannung über mehrere Atemzüge bzw. für 5–8 Sekunden, während der Oberkörper locker bleibt. Lösen Sie die Anspannung in der Ausatmung, und legen Sie die Beine nebeneinander.

Ruhen Sie doppelt so lange aus. Wechseln Sie dann das Bein.

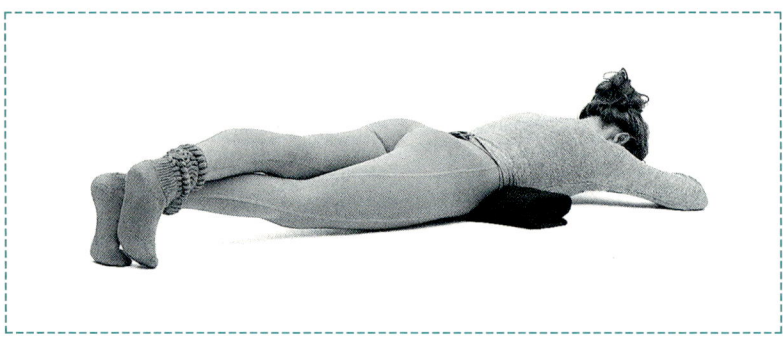

Wiederholung

4- bis 8mal je Seite.

Hinweis

■ Es werden alle drei Beckenbodenschichten aktiviert, vor allem jedoch der rektale Teil.

88

Kräftigung der Beckenbodenmuskeln, vor allem des rektalen Teils

Hilfsmittel

Ein Kissen oder eine eingerollte Decke.

Ausgangsstellung

Bauchlage, eventuell eine Decke unterlegen, um die Lendenwirbelsäule zu entlasten. Die Beine sind gestreckt und liegen in Hüftbreite nebeneinander. Die Stirn liegt auf den Händen.

Übungsbeschreibung

Lassen Sie Ihren Atem fließen. In der Ausatmung spannen Sie die Beckenbodenmuskeln und heben ein Bein flach über den Boden. Halten Sie die Spannung in den Becken- und Gesäßmuskeln für etwa 5–8 Sekunden, während Sie weiteratmen. In der Ausatmung legen Sie das Bein zurück.

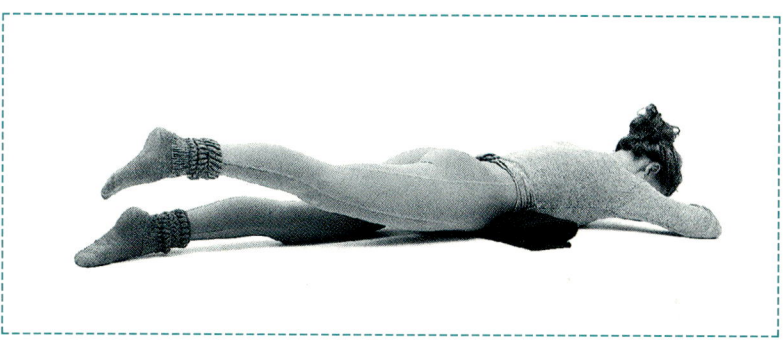

Wiederholung

4- bis 8mal je Seite.

Hinweis

■ Lassen Sie das Bein im Becken verankert, und aktivieren Sie nur Ihren Beckenboden, um das Bein zu heben.

Kräftigung der Beckenbodenmuskeln, vor allem des rektalen Teils

Ausgangsstellung

Rückenlage, die Beine sind gestreckt, und die Füße liegen überkreuz.

Übungsbeschreibung

Drücken Sie die Fußaußenkanten leicht gegeneinander. Lassen Sie Ihren Atem kommen und gehen. Am Ende der Ausatmung spannen Sie den Beckenboden an und ziehen ihn sanft nach innen oben. Erhalten Sie die Spannung für 5–8 Sekunden aufrecht, während Sie weiteratmen. In der Ausatmung lösen Sie die Anspannung und ruhen doppelt so lange aus.

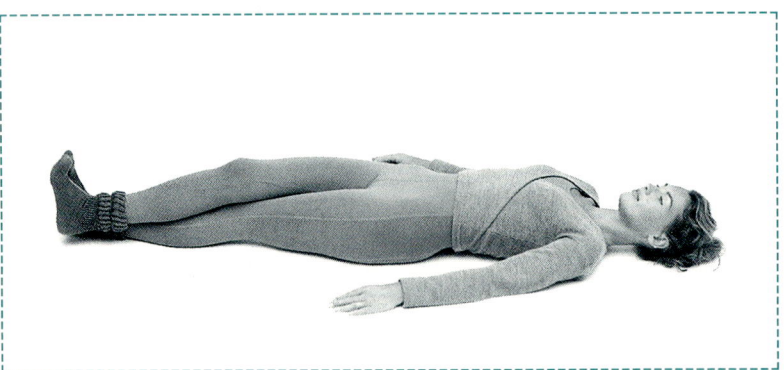

Wiederholung

4- bis 8mal je Seite.

Hinweise

- Stellen Sie sich vor, daß Sie die Öffnung um den After herum zuschnüren wollen.
- Durch das Andrücken der Fußkanten baut sich eine Spannung in den Gesäßmuskeln auf. Als Hilfsmuskeln können diese die Anspannung im hinteren Teil des Beckenbodens anfänglich erleichtern.

Kräftigung der Beckenbodenmuskeln, vor allem des rektalen Teils

Ausgangsstellung

Vierfüßlerstand, die Hände stehen unter den Schultern, die Ellenbogen sind leicht gebeugt, die Knie stehen unter den Hüften. Der Oberkörper ist in sich aufgerichtet.

Übungsbeschreibung

Beobachten Sie Ihre Atmung. Schließen Sie den Beckenboden in der Ausatmung, ziehen Sie die Sitzbeine zusammen, und rollen Sie Ihr Becken vom Steißbein aus nach vorne Richtung Bauchnabel. Der untere Rücken rundet sich. Schnüren Sie den Bereich um den After herum noch fester zusammen. Halten Sie die Spannung 5−8 Sekunden, bevor Sie sie in der Ausatmung langsam wieder lösen und das Steißbein in die Ausgangslage zurückziehen.

Entspannen Sie doppelt so lange.

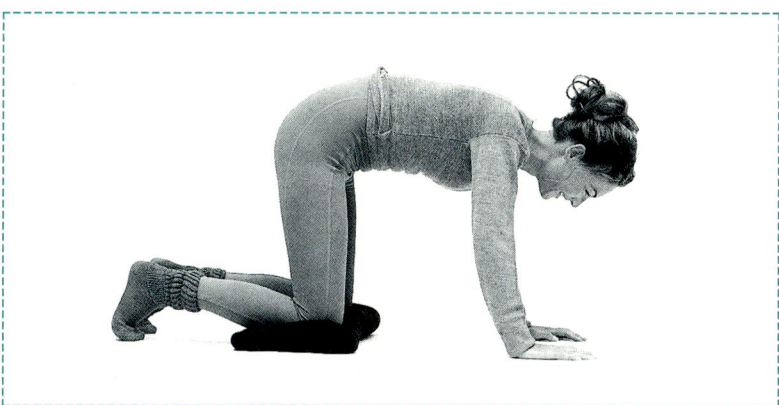

Wiederholung

4- bis 8mal.

Hinweise

- Stellen Sie sich vor, Sie wollten mit den Beckenbodenmuskeln eine Nuß knacken.
- Die Bewegung geht von den Beckenbodenmuskeln aus, der obere Rücken bleibt stabil.

Kräftigung der Beckenbodenmuskeln, besonders des rektalen Teils

Hilfsmittel

Ein Hocker oder Stuhl mit fester Sitzfläche, ein Reis- oder Kirschkernkissen, etwa 15 x 15 cm (kann gut selbst angefertigt werden).

Ausgangsstellung

Schieben Sie den Reis oder die Kirschkerne in eine Ecke des Kissens, und setzen Sie sich darauf, so daß die gefüllte Ecke unter ihrem Steißbein liegt. Sie sitzen aufrecht, die Füße stehen unter den Knien.

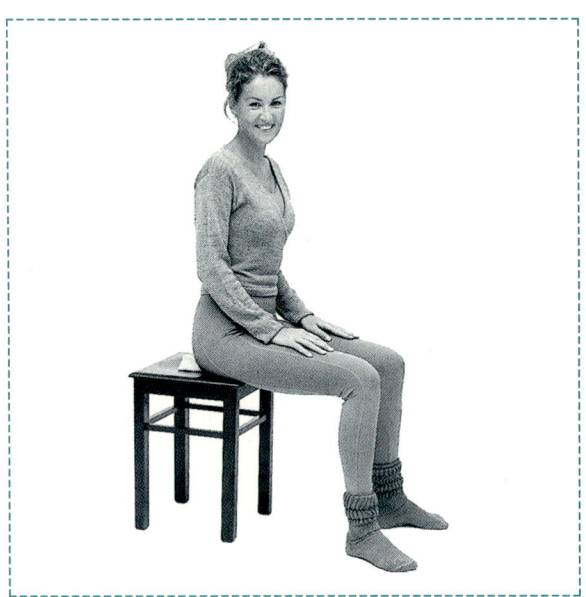

Übungsbeschreibung

Versuchen Sie, mit Ihrem Afterschließmuskel einzelne Reiskörner oder Kirschkerne «anzusaugen» und «hochzuziehen». Ihre Vorstellungskraft hilft Ihnen dabei.

Entspannung der Beckenbodenmuskeln, Belebung der Atmung im unteren Raum

Ausgangsstellung

Rückenlage, die Beine sind angewinkelt, die Füße dicht am Becken aufgestellt.

Übungsbeschreibung

Lassen Sie Ihre Knie nach außen sinken, bis sich Ihre Fußsohlen berühren. Verweilen Sie für eine Zeitlang in dieser Position, und atmen Sie gleichmäßig ein und aus, bevor Sie die Knie wieder zurückführen und die Fußsohlen fest auf den Boden stellen. Nehmen Sie Ihre Atemreaktionen wahr.

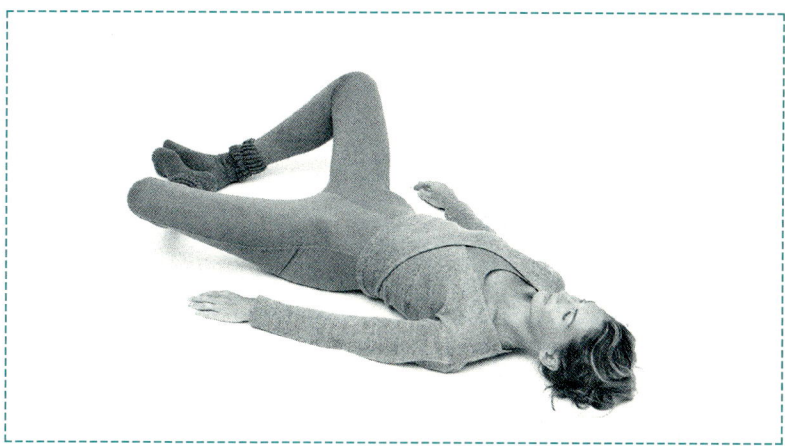

Variationen

- Lassen Sie beim Sinken der Beine den Atem in den Beckenraum einströmen und mit der Ausatmung die Beine wieder in die Ausgangsstellung zurückkommen.
- Wiederholen Sie diese Übung mit der Vorstellung, daß der Atem durch das «Atemloch» auf der Mitte des Dammes zwischen After und Scheide (Akupunkturpunkt «Hui-Yin») ein- und ausströmt.

Entspannung der Beckenbodenmuskeln

Ausgangsstellung

Sie stehen aufrecht, die Beine sind leicht gegrätscht.

Übungsbeschreibung

Stellen Sie sich Ihr Becken als eine wirkliche «Beckenschale» vor, in der Sie eine Kugel kreisen lassen. Beginnen Sie durch sanftes Beckenkreisen die vorgestellte Kugel ins Rollen zu bringen. Erst in die eine, dann in die andere Richtung.

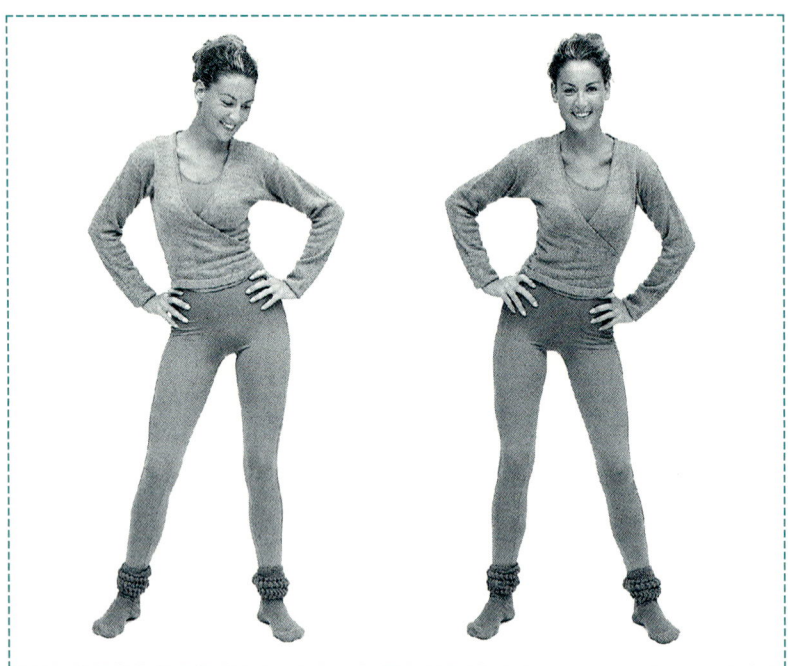

Variation

■ Tönen Sie zu der Beckenbewegung stimmhaft oder stimmlos ein «U», etwa 5mal, machen Sie dann eine Pause zum Nachspüren.

Hinweis

■ Der Vokal «U» breitet sich als Atembewegung sockelartig im unteren Becken aus und wirkt beruhigend.

94

Entspannung der Beckenbodenmuskeln, besonders des rektalen Teils

Ausgangsstellung

Sie stehen aufrecht in leichter Grätschstellung. Die Füße stehen parallel oder sind leicht nach innen gedreht (x-beinig).

Übungsbeschreibung

Drücken Sie die Innenkanten Ihrer Füße fest in den Boden. Halten Sie die Spannung für ein paar Atemzüge.

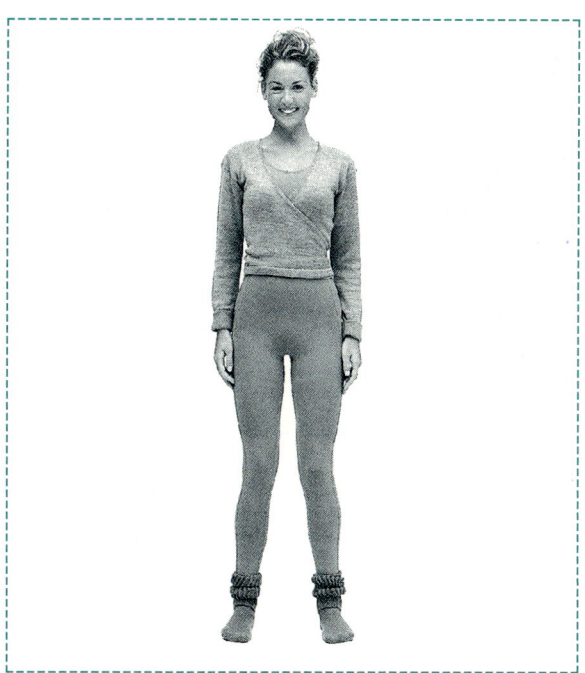

Wiederholung

4- bis 8mal.

Variation

■ Tönen Sie in dieser Haltung stimmhaft oder stimmlos ein «O».

Hinweis

■ Durch Druck auf die Innenkanten wird die Atmung in dem unteren Bereich angeregt.

Kräftigungsübungen für die Bauchmuskeln

Die Bauchmuskeln haben sowohl für die aufrechte Körperhaltung als auch für den Schutz und den Halt der Organe eine wesentliche Bedeutung und können darüber den Beckenboden entlasten.

Viele Frauen wünschen sich einen straffen, flachen Bauch. Dafür werden häufig – und z. B. nach der Schwangerschaft meist viel zu früh – exzessive Bauchmuskelübungen betrieben. Häufig werden ausschließlich die geraden Bauchmuskeln trainiert und das oft in falschen Ausgangsstellungen. Damit haben die Übungen den eher nachteiligen Effekt, daß sie den Beckenboden zusätzlich belasten und gleichzeitig die alltägliche «Beugehaltung» eher unterstützen, als die aufrechte Haltung zu fördern. Für Frauen in der Schwangerschaft beginnt ab der 18.–20. Schwangerschaftswoche die vermehrte Dehnung der Bauchmuskeln. Um ein Auseinanderklaffen der geraden Bauchmuskeln (Rectus diastase) zu vermeiden, empfiehlt es sich, bevorzugt die schrägen Bauchmuskeln zu kräftigen. Frauen sollten erst drei Monate nach der Schwangerschaft mit den Übungen beginnen.

Die folgenden Übungen sind sowohl beckenboden- als auch rückenfreundlich, da sie die natürliche Form der Wirbelsäule berücksichtigen und kaum Druck auf den Beckenboden ausüben. Beginnen Sie mit den Übungen erst, wenn Sie Ihren Beckenboden wieder in seiner Spannkraft regulieren können. Erwärmen Sie sich etwa 5–10 Minuten, bevor Sie mit den Übungen beginnen. Räkeln und dehnen Sie sich zunächst ausgiebig im Stehen. Dann gehen Sie locker auf der Stelle, dabei rollen Sie die Füße gut ab und schwingen die Arme mit. Wenn Sie einen Hometrainer besitzen, können Sie sich auch 10 Minuten locker einfahren.

Zu Beginn und am Ende der Kräftigungsübungen führen Sie bitte jeweils einmal die Dehnungsübungen aus. Das Lordosekissen oder eine Handtuchrolle unterstützen die natürliche Schwingung der Wirbelsäule (Lendenlordose). Beginnen Sie mit der angegebenen Übungsdauer und den entsprechenden Wiederholungen. Ihr Wohlbefinden entscheidet über eine allmähliche Steigerung der Belastung im Sinne des Kraftausdauertrainings auf 4 Sätze à 12 bis 25 Wiederholungen.

Dehnung der geraden Bauchmuskulatur

Hilfsmittel

Ein Lordosekissen oder eine Handtuchrolle, eventuell kleine Kissen.

Ausgangsstellung

Rückenlage, eine Handtuchrolle oder ein Lordosekissen liegt unter dem Rücken, die Beine sind ausgestreckt und leicht nach außen gerollt. Die Arme liegen rechtwinklig neben dem Kopf.

Übungsbeschreibung

Geben Sie Ihr Gewicht an den Boden ab. Lassen Sie Ihren Atem in Ihre gedehnte Körpervorderseite fließen, spüren Sie, wie er kommt und geht. Nehmen Sie die Dehnung in Ihrer Körpervorderseite wahr.

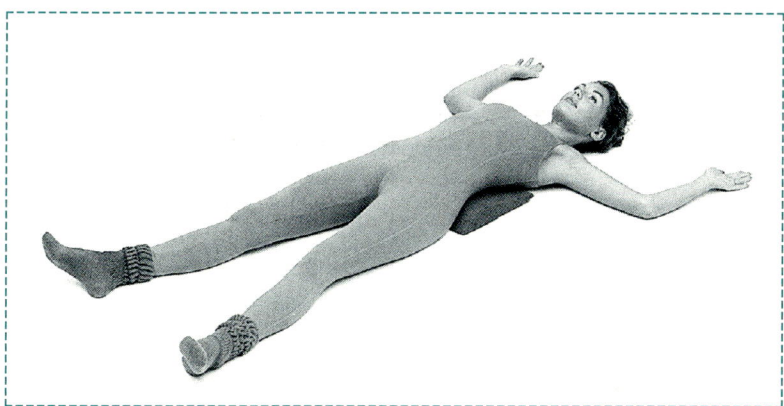

Hinweise

- Finden Sie in dieser Position eine angenehme Lage. Wenn möglich, verweilen Sie dann für eine Minute in der Position.
- Kleine Kissen unter den Ellenbogen entlasten die Arme.
- Falls Sie sich während der Übung unbehaglich fühlen, beenden Sie sie sofort.

Dehnung der schrägen Rumpfmuskulatur

Hilfsmittel

Ein Lordosekissen oder eine Handtuchrolle, evtl. kleine Kissen.

Ausgangsstellung

Rückenlage, die Arme liegen rechtwinklig neben dem Kopf, die Ellenbogen befinden sich auf Schulterhöhe, der Rücken ist mit einer
Handtuchrolle oder einem Lordosekissen unterstützt.

Übungsbeschreibung

Ziehen Sie nacheinander beide Beine zum Oberkörper, und legen Sie
sie zu einer Seite ab. Lassen Sie, wenn möglich, die Schultern am
Boden, und rollen Sie den Kopf zur entgegengesetzten Seite.
Lenken Sie Ihre Aufmerksamkeit in die gedehnte Seite. Lassen Sie
Ihren Atem dorthin fließen. Spüren Sie, wie Ihre seitliche Rumpfmus-
kulatur gedehnt wird. Wechseln Sie dann die Seite. Beenden Sie die
Übung, indem Sie die Beine zur Mitte zurückbringen und sie nachein-
ander über den Boden ausrutschen lassen.
Ruhen Sie aus.

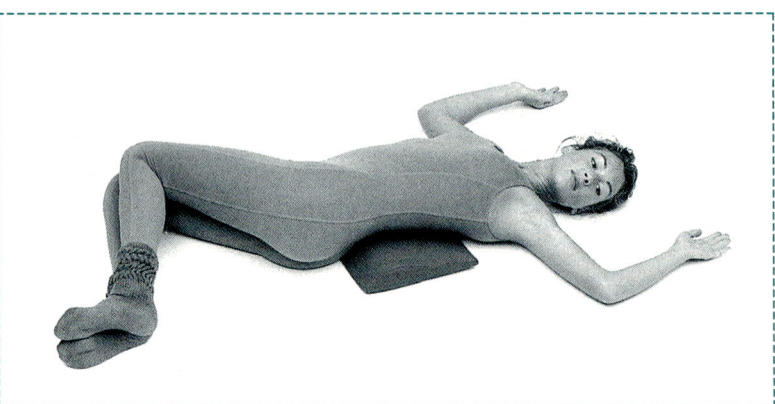

Hinweise

■ Wenn möglich, verweilen Sie für eine Minute auf der einen und für
eine Minute auf der anderen Seite.
■ Treten Schmerzen auf, beenden Sie die Übung.

Kräftigung der schrägen Bauchmuskeln

Hilfsmittel
Ein Kissen, eventuell eine eingerollte Decke.

Ausgangsstellung
Bauchlage, die Arme liegen rechtwinklig neben dem Kopf, die Ellenbogen auf Schulterhöhe. Der Kopf befindet sich in Verlängerung der Wirbelsäule, die Stirn am Boden. Die Beine sind ausgestreckt, leicht nach außen gedreht. Sie können sich eventuell eine eingerollte Decke oder ein Kissen unter den Bauch legen.

Übungsbeschreibung
Beobachten Sie Ihre Atmung. In der Ausatmung schließen Sie sanft den Beckenboden und drücken abwechselnd einen Arm gegen den Boden. Halten Sie den Druck für 5–8 Sekunden, atmen Sie weiter, und lösen Sie die Anspannung langsam wieder auf. Seitenwechsel.

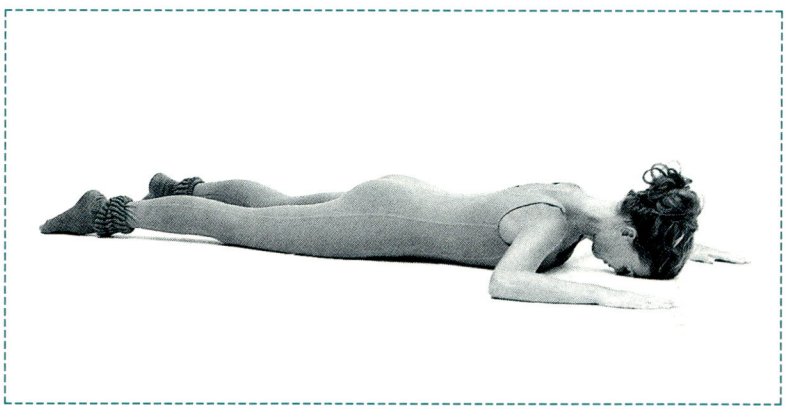

Wiederholung
4- bis 8mal je Seite.

Hinweise
■ Lassen Sie Gesäß- und Beinmuskeln locker.
■ Für Frauen nach der Schwangerschaft empfiehlt sich eine größere eingerollte Decke zur Unterlagerung, damit die Stillbrust nicht gedrückt wird.

Kräftigung der schrägen Bauchmuskeln

Hilfsmittel

Ein Keilkissen oder ein Kissen.

Ausgangsstellung

Sitz auf einem Kissen oder Keilkissen, die Fußsohlen sind in ausreichendem Abstand zum Becken aneinandergelegt.

Übungsbeschreibung

Richten Sie sich über Ihren Sitzbeinhöckern auf. Lassen Sie die Wirbelsäule wachsen. Der Scheitelpunkt des Kopfes strebt nach oben. Drehen Sie sich aufrecht ein wenig um die eigene Achse. Die vordere Hand unterstützt Sie am Oberschenkel, die hintere Hand hinter dem Becken am Boden. Bleiben Sie aufrecht, und schauen Sie mit dem Kopf über die hintere Schulter. Lassen Sie Ihren Atem fließen.

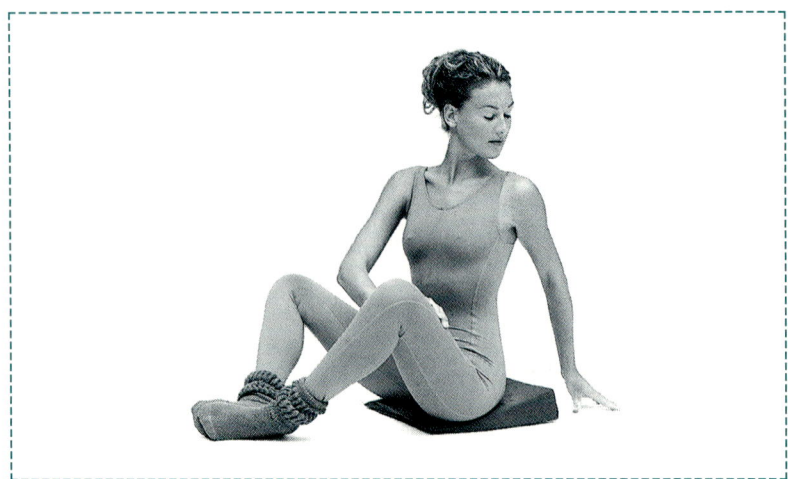

Wiederholung

4- bis 8mal je Seite.

Hinweise

- Verweilen Sie auf jeder Seite für etwa 5–8 Sekunden bzw. für mehrere Atemzüge,
- Der Oberkörper bleibt aufrecht in leichter Vorlage, keine Rücklage.

Kräftigung der schrägen Bauchmuskeln

Hilfsmittel

Eine Decke.

Ausgangsstellung

Vierfüßlerstand, die Hände stehen unter den Schultern, die Knie unter den Hüften, die Ellenbogen sind leicht gebeugt. Die Wirbelsäule ist in sich aufgerichtet, der Scheitelpunkt des Kopfes strebt nach vorn, das Steißbein strebt nach hinten. Die Füße sind aufgestellt.

Übungsbeschreibung

Beobachten Sie Ihren Atemrhythmus. In der Ausatmung verschließen Sie sanft den Beckenboden und drücken diagonal Hand und Fuß in den Boden (z. B. rechte Hand und linker Fuß). Spüren Sie die Spannung in Ihrer Bauchmuskulatur. Halten Sie die Anspannung für 5–8 Sekunden, bevor Sie sie langsam wieder auflösen. Seitenwechsel.

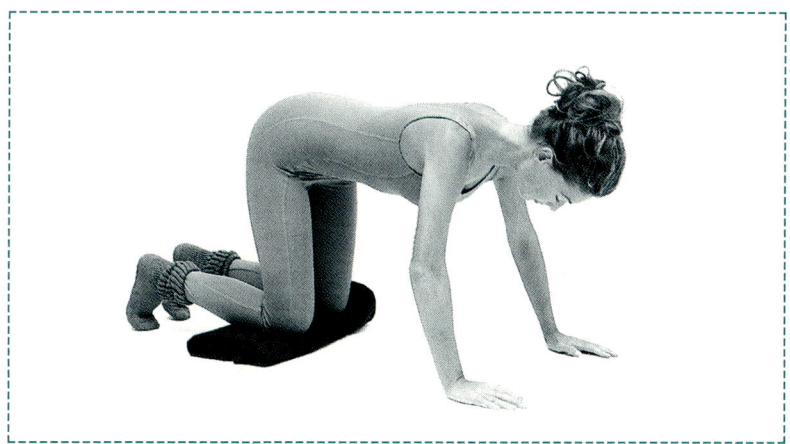

Wiederholung

4- bis 8mal je Seite.

Hinweis

■ Unterlagern Sie die Knie mit einer Decke.

Kräftigung der geraden Bauchmuskeln

Hilfsmittel

Ein Kissen oder eine Decke.

Ausgangsstellung

Bauchlage, ein Kissen oder eine Decke liegt unter Hüften und Bauch, die Arme liegen rechtwinklig auf Schulterhöhe, die Stirn am Boden.

Übungsbeschreibung

Beobachten Sie Ihre Atmung. Am Ende der Ausatmung schließen Sie sanft Ihren Beckenboden. Drücken Sie das Schambein (siehe Seite 81) leicht gegen den Boden, und ziehen Sie es Richtung Bauchnabel. Die Lende flacht ab bzw. wölbt sich leicht nach außen. Halten Sie die Anspannung für 5–8 Sekunden. Atmen Sie weiter. Mit der Ausatmung lösen Sie die Spannung langsam und sinken zum Boden zurück. Anschließend ruhen Sie sich aus und geben das Gewicht an den Boden ab.

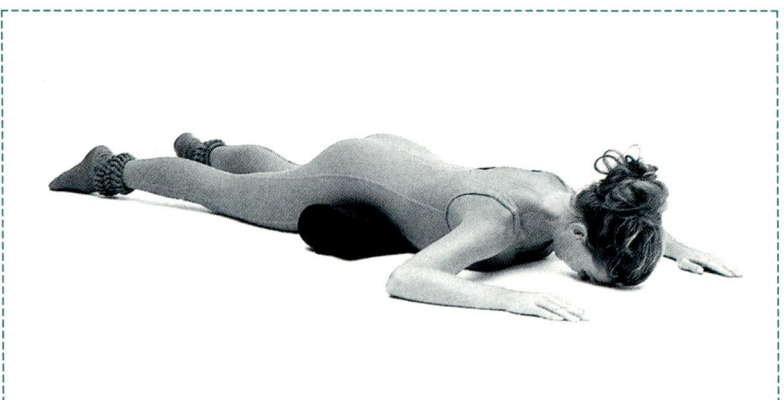

Wiederholung

4- bis 8mal.

Hinweis

■ Lassen Sie die Gesäßmuskeln locker, die Kraft kommt aus dem Bauch.

102

Kräftigung von Bauch- und Rückenmuskeln

Ausgangsstellung

Unterarmstütz, die Ellenbogen stehen unter den Schultern, die Unterarme parallel, die Handflächen zeigen nach oben. Die Knie stehen etwa 10 cm hinter den Hüftgelenken, die Wirbelsäule ist in sich aufgerichtet.

Übungsbeschreibung

Spannen Sie Ihre Rumpfmuskeln an, schließen Sie in der Ausatmung sanft Ihren Beckenboden, und drücken Sie die Füße in den Boden. Heben Sie in der Ausatmung beide Knie für einen Zentimeter vom Boden ab. Halten Sie diese Position für 5–8 Sekunden, atmen Sie weiter, und senken Sie dann die Knie behutsam zum Boden.

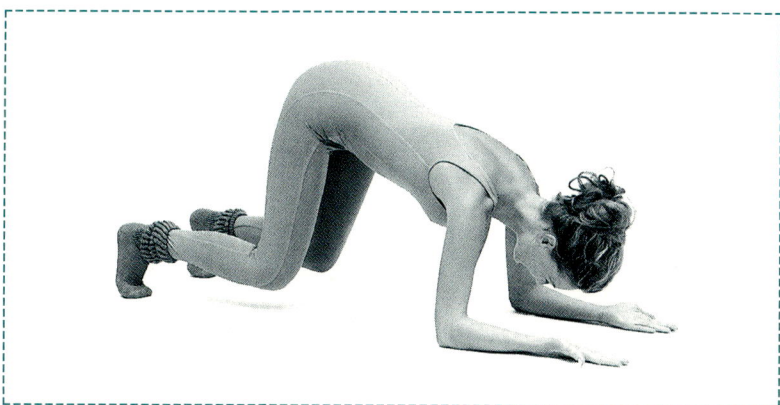

Wiederholung

4- bis 8mal.

Variation

- Verlagern Sie den Oberkörper in angehobener Position vor und zurück.

Hinweis

- Die Wirbelsäule bleibt in sich aufgerichtet, vermeiden Sie ein Hohlkreuz oder einen runden Rücken.

Ganzkörperkräftigung, vor allem der seitlichen Rumpfmuskeln

Ausgangsstellung

Seitenlage, die Beine sind leicht gebeugt, die Fußspitzen in Richtung Schienbein gezogen. Der untere Ellenbogen liegt unter der Schulter, die obere Hand stützt vor dem Oberkörper am Boden, der Unterarm ist senkrecht. Der Oberkörper ist in sich aufgerichtet.

Übungshinweis

Beobachten Sie Ihren Atemrhythmus. In der Ausatmung schnüren Sie Ihren Beckenboden sanft zu. Drücken Sie mit der oberen Hand in den Boden. Nutzen Sie den Widerstand, um das Becken anzuheben, bis Ihr Körper vom Kopf bis zu den Knien eine Linie bildet. Verweilen Sie für 5–8 Sekunden in dieser Position, atmen Sie dabei weiter. Lösen Sie den Druck der Hand langsam, und sinken Sie zum Boden zurück. Seitenwechsel.

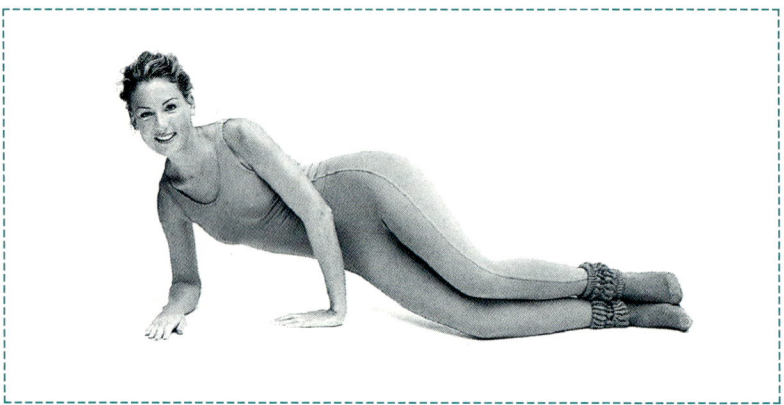

Wiederholung

4- bis 8mal je Seite.

Variation

■ Beide Beine sind gestreckt, das obere über das untere gelegt, die Fußspitzen in Richtung Schienbein gezogen.

104

Kräftigung der seitlichen Rumpfmuskeln

Hilfsmittel

Ein Sitzball oder ein Hocker.

Ausgangsstellung

Sitz, der Oberkörper ist aufgerichtet in leichter Vorlage. Die Beine sind mehr als hüftweit geöffnet, die Füße stehen unter den Knien fest am Boden. Die Hände sind seitlich in die Taille gestützt.

Übungsbeschreibung

Beobachten Sie Ihre Atmung. In der Einatmung neigen Sie den Oberkörper zur Seite, das Becken bleibt stabil in der Mitte. In der Ausatmung kommen Sie wieder zur Mitte zurück. Seitenwechsel.

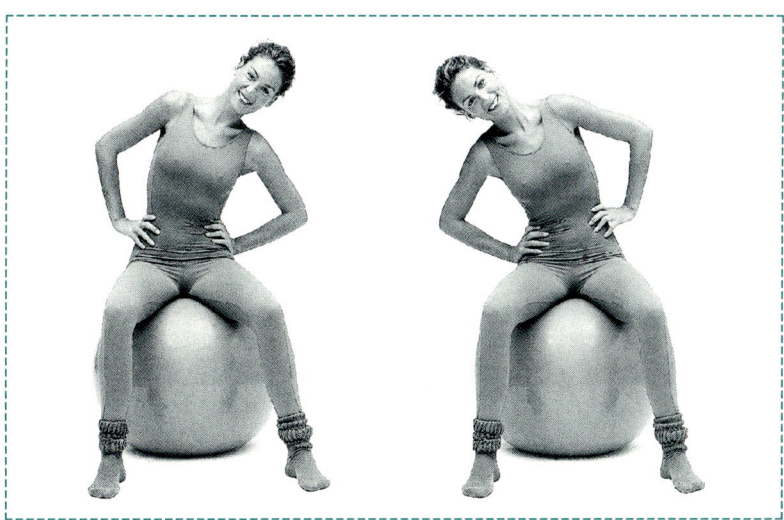

Wiederholung

4- bis 8mal je Seite.

Variation

- Verschränken Sie die Hände hinter dem Kopf, die Ellenbogen sind dabei weit nach hinten geöffnet.

Hinweis

- Bleiben Sie immer in einer leichten Vorlage, neigen Sie sich in weitem Bogen zur Seite, das Becken bleibt in der Mitte.

DAS TÄGLICHE LEBEN

Der Beckenboden in Alltagsbewegungen

Wie Sie inzwischen wissen und körperlich erfahren haben, hat eine aufrechte Körperhaltung immer auch einen positiven Einfluß auf den Beckenboden und umgekehrt. So werden z. B. in der weit verbreiteten gebeugten Sitzhaltung (hinter den Sitzbeinhöckern) nicht nur die Wirbelsäule und die Bandscheiben fehlbelastet, sondern auch der hintere, rektale Bereich des Beckenbodens. Das führt zu einer starken Dehnung der Levatorspalte (s. Seite 20). Aufrechtes Sitzen auf den Sitzbeinhöckern hingegen läßt den Beckenboden aktiv mitarbeiten und von unten stützen.

Wenn Sie schon einmal einen Rückenschulkurs besucht haben, werden Ihnen alle folgenden Bewegungsmuster sehr vertraut erscheinen. Rückengerechtes Haltungs- und Bewegungsverhalten ist zugleich immer auch beckenbodenschonend.

Wie bei allem Neuen gilt auch hier das Prinzip der kleinen Schritte. Nehmen Sie sich zunächst eine Alltagsbewegung vor, und erproben Sie mit ihr das neue Bewegungsverhalten. Erlauben Sie sich, das Übungstempo anfangs ein wenig zu reduzieren. Je vertrauter Ihnen die neuen Abläufe werden, um so selbstverständlicher, schneller und sicherer werden Sie sich bewegen. Erst dann erproben Sie eine neue Alltagsbewegung.

Aufrechtes Sitzen

Bei den Übungen zur Körperwahrnehmung (s. Seite 43 ff) haben Sie den Beckenboden bereits im Sitzen erspürt. Jetzt geht es darum, die richtige Beckenstellung zu erfahren, um die Belastung möglichst gleichmäßig auf das knöcherne Becken, vor allem auf die Sitzbeinhöcker, zu verteilen und somit den Beckenboden zu entlasten. So können sich die Organe im Becken ausdehnen, und das Zwerchfell kann frei schwingen. Der Atem füllt den Rumpf an und bildet mit der Wirbelsäule von innen eine Stütze. Auf diese Weise im Becken zentriert, richtet sich der Oberkörper von selbst auf. Das Brustbein ist angehoben, die Schultern ruhen auf dem Brustkorb, die Halswirbelsäule ist verlängert. Lassen Sie den Scheitelpunkt Ihres Kopfes nach oben wachsen.

Ausgangsstellung

Nehmen Sie sich am besten einen Hocker mit fester Sitzfläche. Setzen Sie sich auf das vordere Drittel des Hockers. Die Füße mehr als schulterweit geöffnet, die Füße unter den Knien.

Übungsbeschreibung

Ruckeln Sie mit dem Becken ein wenig auf dem Stuhl hin und her, und machen Sie sich die beiden unteren Beckenknochen, die Sitzbeinhöcker, bewußt. Verlagern Sie Ihr Becken im Wechsel vor und hinter die Sitzbeine, Ihr Rücken rundet sich dabei und richtet sich wieder auf. Pendeln Sie sich über Ihren Sitzbeinen oder leicht davor ein. Richten Sie Ihren Oberkörper auf, und lassen Sie die Arme hängen.

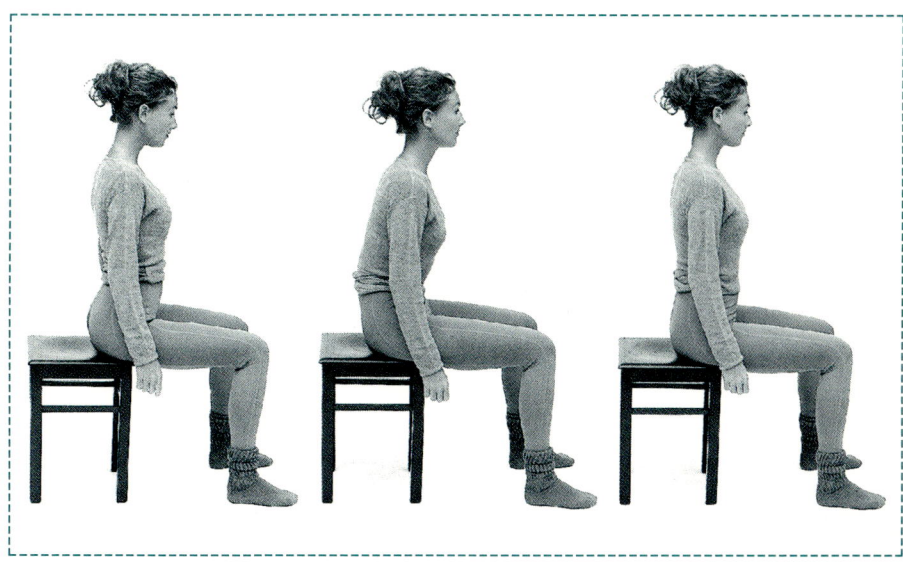

Hinweis

■ Gut geeignet, um das aufrechte Sitzen zu üben, sind Sitzbälle, Keilkissen oder Ballkissen. Schlecht geeignet sind weiche Sessel, tiefe Sofas und Stühle, bei denen die Stuhlfläche nach hinten abfällt und zum Einsinken einlädt.

Aufrechtes Stehen

Was im Sitzen die Sitzbeinhöcker sind, sind im Stehen die Füße. Sie sind das Fundament, auf dem sich Beine, Becken, Oberkörper und der Kopf in einem labilen Gleichgewicht ausbalancieren. Ist das Fundament nicht stabil, kann der Aufbau nicht richtig stehen. Für gutes, aufrechtes Stehen und Gehen sind drei Punkte auf der Fußsohle von Bedeutung: Fersenmitte, Großzehenwurzel und Kleinzehenwurzel. Diese drei Punkte sollten wie «kleine Füße» unter ihren Füßen sein, die gut mit dem Boden verwurzelt sind. Über den Druck der Füße in den Boden lösen Sie einen sogenannten Aufrichtungsreflex aus, den Sie brauchen, um der Anziehungskraft der Erde zu widerstehen.

Ertasten Sie zunächst im Sitzen die drei Punkte unter Ihren Füßen: Fersenmitte, Großzehenwurzel und Kleinzehenwurzel. Massieren Sie Ihre Füße, und wecken Sie sie für ein aktives Stehen auf.

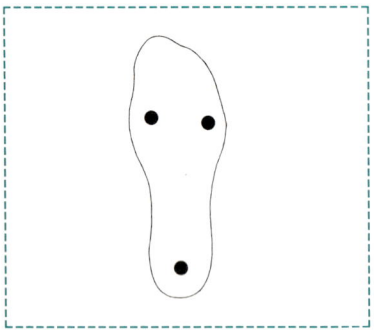 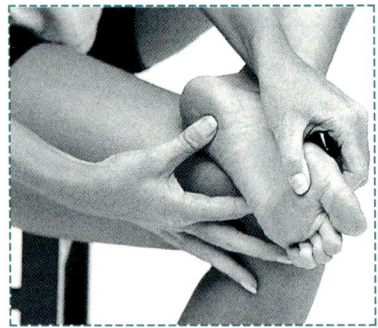

Stellen Sie sich dann, die Beine hüftweit geöffnet, auf den Boden.

Spüren Sie den Boden unter Ihren Füßen und lassen Sie in Ihrer Vorstellung Wurzeln in den Boden wachsen. Schwingen Sie jetzt wie ein Baum im Wind über Ihren Füßen sanft nach vorne und hinten, nach rechts und nach links. Nehmen Sie alle Muskelreaktionen wahr. Spüren Sie, wie beim Vorschwingen die rückseitige Muskulatur, beim Rückschwingen die vordere Muskulatur reagiert und sich anspannt. Pendeln Sie sich dann in der Mitte ein, so daß die Muskelketten vorne und hinten, rechts und links im Gleichgewicht sind und Sie von Ihrem Knochengerüst im Lot getragen werden.

Sie können sich auch vorstellen, etwas auf dem Kopf zu balancieren oder sich selbst am Scheitelpunkt nach oben zu ziehen.

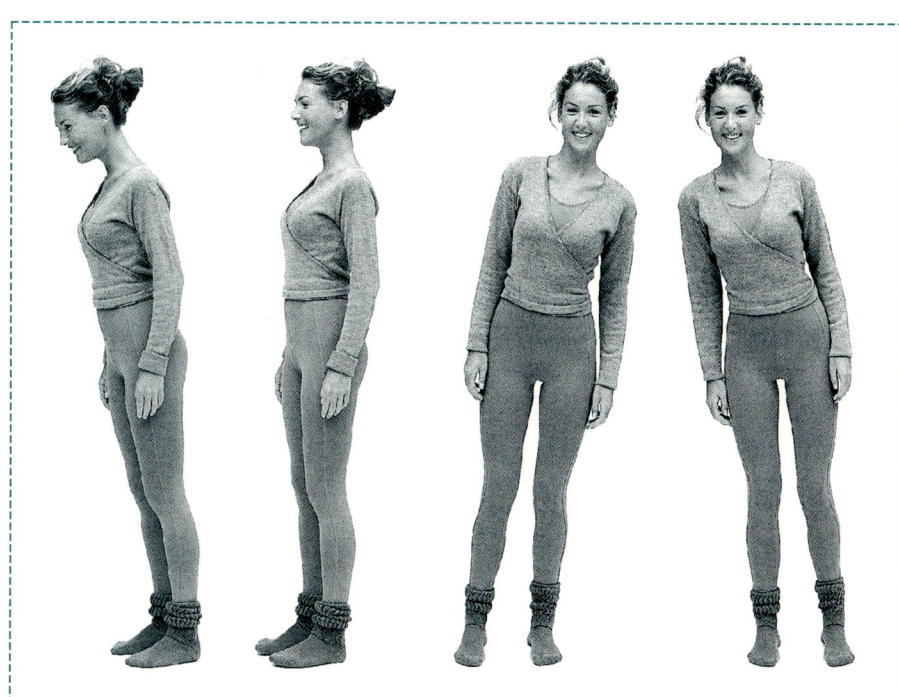

Die Haltung ist aktiv und aufrecht, das Gewicht auf die drei Punkte gleichmäßig verlagert. Die Kniegelenke sind gelöst, das Becken ist gekippt, die Wirbelsäule ist stabilisiert, das Brustbein ist gehoben, die Halswirbelsäule ist lang, der Scheitelpunkt des Kopfes strebt nach oben. Die Schulterblätter sind gesenkt. Nutzen Sie den Widerstand des Bodens, um sich nach oben aufzurichten. Automatisch wird sich auch Ihr Beckenboden mehr spannen und Ihnen Halt geben.

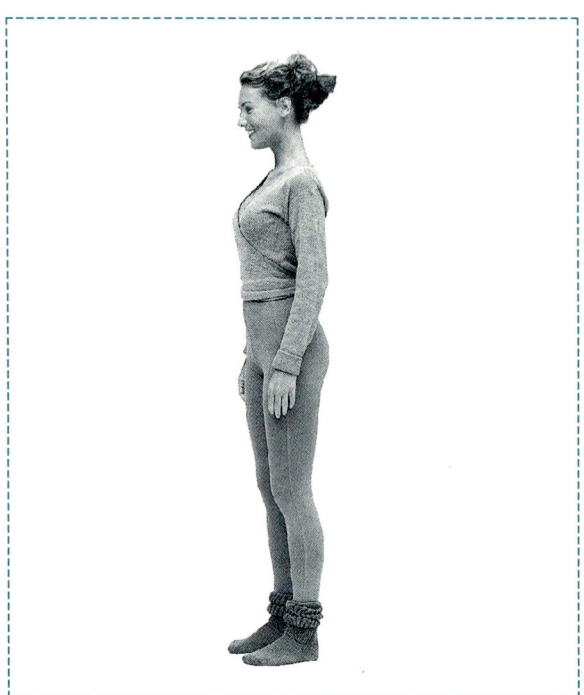

Hinweis

■ Behalten Sie diese aktive, aufrechte Haltung auch im Alltag und bei Bewegungen im Haushalt bei. Sorgen Sie für einen aufrechten und in sich stabilisierten Oberkörper und eine entsprechende Schulterspannung. Ersetzen Sie bewußt die «runden» Beugehaltungen durch rückengerechte und damit beckenbodenfreundliche Alltagsbewegungen.

Bücken, Heben und Tragen

Frauen mit schwacher Beckenbodenmuskulatur sollten grundsätzlich schweres Heben vermeiden. So lange, bis sich die Muskulatur wieder aufgebaut hat und genügend Halt gibt. Selbst bei leichten Gegenständen, die aufgehoben werden müssen, empfiehlt sich das rückenfreundliche Bückmuster, das die Belastung des Beckenbodens reduziert.

Ausgangsstellung

Stellen Sie die Füße mindestens beckenweit, besser noch weiter geöffnet mit der ganzen Fußsohle am Boden auf. Stehen Sie möglichst dicht vor dem zu hebenden Gegenstand.

Übungsbeschreibung

Die Wirbelsäule bleibt in ihrer physiologischen Form. Beugen Sie die Beine um maximal 90 Grad. Die Kniegelenke befinden sich dabei über den Fußgelenken. Kippen Sie das Becken, und verlagern Sie den Oberkörper aus den Hüften heraus stabil nach vorne, bis die Hände der ausgestreckten Arme den Gegenstand umfassen können. Dabei bleibt der Oberkörper in sich aufgerichtet.

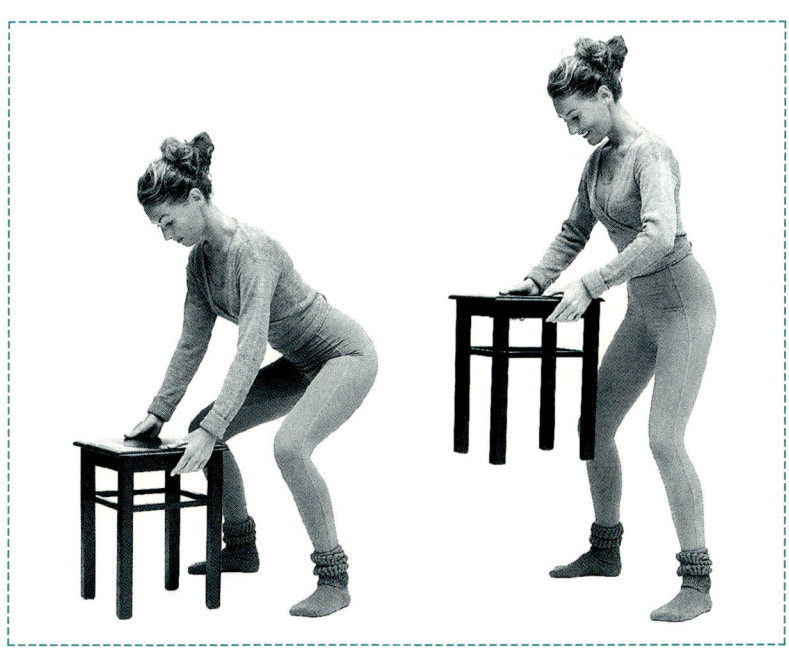

Spannen Sie die Rumpfmuskeln, verschließen Sie Ihren Beckenboden. In der Ausatmung drücken Sie die Füße in den Boden, heben das Brustbein nach oben vorne und strecken gleichmäßig Fuß-, Knie- und Hüftgelenke. Der Gegenstand ist dicht am Körper, möglichst oberhalb des Bauchnabels.

Das Absetzen geschieht in umgekehrter Reihenfolge. Achten Sie auch hier besonders auf einen stabilisierten Schultergürtel. Drehen Sie sich zunächst in die Richtung, in die Sie den Gegenstand absetzen wollen. Heben und drehen Sie niemals gleichzeitig!

Variation

■ Leichtere Gegenstände lassen sich gut in der Schrittstellung aufheben. Achten Sie darauf, daß das Knie des vorderen Beins immer über dem Fußgelenk ist und damit der Unterschenkel senkrecht steht.

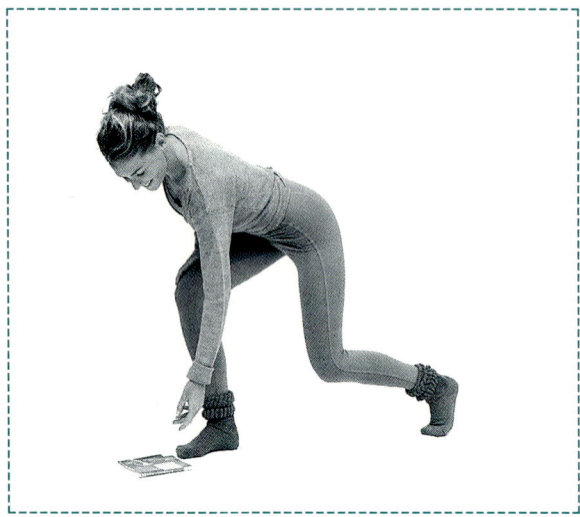

Tips für den Alltag

Mit den drei Haltungs- und Bewegungsmustern Sitzen, Stehen und Bücken haben Sie die Grundlage für alle anderen Tätigkeiten im Haushalt und in der Freizeit körperlich vorbereitet.

Betrachten Sie einzelne Vorgänge im Tagesablauf genauer unter dem Aspekt des rückengerechten und damit beckenbodenschonenden Verhaltens.

Waschen und Zähneputzen

Da die meisten Waschbecken zu niedrig angebracht sind, entsteht häufig eine Beugehaltung, die sich beckenbodenöffnend auswirkt.

Besser: Beugen Sie Ihre Beine, oder gehen Sie in eine leichte Schrittstellung, neigen Sie Ihren Oberkörper aus den Hüften nach vorne, und bleiben Sie in sich stabil. Das Brustbein ist dabei angehoben, die Schulterblätter sind gesenkt.

Staubsaugen und Wischen

Oftmals sind die Stiele von Besen, Schrubber und Staubsauger zu kurz, so daß auch hier wieder die Beugehaltung begünstigt wird.

Besser: Besorgen Sie sich einen längeren Stiel, mit dem Sie mit aufrechtem Oberkörper arbeiten können. Achten Sie bei Bewegungen mit größerem Krafteinsatz auf einen stabilen Schultergürtel. Bewegen Sie sich aus den Beinen und nicht aus dem Rücken heraus.

Wäsche aufhängen

Warum den Wäschekorb auf den Boden stellen und sich unnötig häufig bücken?

Besser: Heben Sie den Wäschekorb rückengerecht auf einen Hocker, möglichst nah an die Wäscheleine, so daß Sie sich nicht bücken oder drehen müssen.

Bügeln

Auch beim Bügeln ist das Bügelbrett oft zu tief, was zu Beuge- und auch zu ungünstigen Drehbewegungen verleitet.

Besser: Im Sitzen oder Stehen sollten Sie das Bügelbrett etwa 10–15 Zentimeter unter Ellenbogenhöhe einstellen. Der Wäschekorb steht wieder auf einem Hocker daneben. Drehen Sie sich erst in die Richtung, aus der Sie die Wäschestücke holen wollen. Drehen Sie Unter- und Oberkörper gemeinsam.

Kinderwagen schieben, Einkaufswagen schieben

Griffstangen sind oft zu niedrig angebracht, was zum Vorbeugen und Runden des Rückens einlädt.

Besser: Wählen Sie einen Kinderwagen mit höherer Griffstange oder im Supermarkt entsprechend große Einkaufswagen aus. «Hängen» Sie sich nicht auf die Griffstange, sondern nutzen Sie den Widerstand von Boden und Stange, um sich nach oben aufzurichten. Nutzen Sie beim Schieben die Kraft Ihrer Beine und Füße, und drücken Sie sich mit den Fußballen ab. Lassen Sie sich durch Ihr Brustbein führen.

Gehen und Treppensteigen

Im Gehen in der Ebene, aber auch beim Treppensteigen zeigt sich immer wieder eine Beugehaltung mit entsprechender Verlängerung und Abschwächung der Rücken- und Bauchmuskeln, die sich beckenbodenschwächend auswirkt.

Besser: Übertragen Sie die aktive aufrechte Haltung vom Stehen in die Fortbewegung. Vielleicht hilft Ihnen die Vorstellung, beim Gehen etwas auf dem Kopf zu tragen. Das löst einen Aufrichtungsreflex aus. Drücken Sie sich beim Gehen aktiv von den Fußballen ab.

Die Rumpfmuskeln inklusive der Beckenbodenmuskeln arbeiten um so intensiver, je mehr Sie sich beim Treppensteigen von der unteren Stufe mit dem Fußballen abdrücken. Das aktiviert die Beinrückseite und spannt den Beckenboden.

Der Beckenboden in Sport und Körperarbeit

Wenn Sie sich bis hierhin mit Ihrem Beckenboden vertraut gemacht haben, ihn erfühlen und in seiner Spannkraft regulieren können, so ist es an der Zeit, die Bewegungsmöglichkeiten zu erweitern und sich einem dosierten Bewegungstraining zuzuwenden. Der körperliche Trainingseffekt von Kraft, Ausdauer und Beweglichkeit wird Sie auch psychisch stärken und Ihnen Selbstvertrauen geben.

Wie bei den Empfehlungen für ein beckenbodenschonendes Alltagsverhalten gilt es auch bei den Körper- und Bewegungsangeboten solche auszuwählen, die den Beckenboden nicht zusätzlich belasten, sondern im günstigsten Fall sogar seine Mitarbeit fördern. Überprüfen Sie Ihre Bewegungsaktivitäten in Sport oder Körperarbeit dahingehend, ob es Ihnen möglich ist, eine aktive, aufrechte Haltung einzunehmen und beizubehalten und Sie vor Erschütterungen, z. B. durch Springen oder Federn, geschützt sind. Betrachten Sie einige ausgewählte Beispiele unter diesen Aspekten. Wenn Sie das «Beckenbodenprinzip» verinnerlicht haben, wird es Ihnen leichtfallen, Ihre eigene Auswahl zu treffen bzw. zu gegebenem Anlaß den Beckenboden wohlgespannt in den Bewegungsablauf mit einzubeziehen.

Walking

Ein Favorit unter den Bewegungsaktivitäten. Walking nutzt die natürliche Bewegungsform des Gehens und hat nichts mit der hüftewackelnden olympischen Disziplin «Gehen» gemeinsam. Walking bedeutet zügiges Gehen mit bewußtem Armeinsatz und guter, aufrechter Körperspannung in freier Natur. Je nach Dauer und Intensität der Ausführung erreichen Sie unterschiedliche Ziele. Möchten Sie Ihr Wohlbefinden verbessern, so ist es sinnvoll, etwa viermal pro Woche 15 bis 30 Minuten zu gehen. Um Körperfett zu reduzieren also abzunehmen, walken Sie viermal pro Woche über einen Zeitraum von 30 bis

60 Minuten in Ihrem persönlichen «Fettverbrennungspuls». Die Formel dafür lautet:

220 - Alter x 0,6 bis 220 - Alter x 0,7.

Damit errechnen Sie die Unter- und Obergrenze Ihrer Herzfrequenz, die Sie bei Belastung pro Minute erreichen sollten. Dies ist jedoch nur eine Richtlinie. Ihr Wohlbefinden entscheidet letztendlich über die Intensität. Sie sollten immer genügend Luft zur Verfügung haben, um sich in kurzen Sätzen zu unterhalten.

Spezielle Walkingschuhe erhalten Sie im Fachhandel und sie sind eine Anschaffung wert. Sie sind auch der einzige Kostenfaktor. Sie müssen sich nicht an vorgegebene Termine etwa von Fitneßstudio oder Verein halten und sind in ihrer zeitlichen Gestaltung völlig unabhängig.

Walking ist wesentlich gelenkschonender als Jogging und beinhaltet keine den Beckenboden belastende Aufprallphase. Im Gegenteil, beim Walking wird durch das aktive Abrollen des Fußes und das Abdrücken des Fußballens sowohl der Beckenboden als auch die rückseitige Beinmuskulatur gekräftigt. Die Beckenstellung bleibt über die ganze Zeit stabil, die Gesäßmuskulatur ist gespannt.

Schwimmen

Das Schwimmen wird heute noch immer als die universell einsetzbare Bewegungsform angepriesen. Es ist, genauer betrachtet, jedoch nur eingeschränkt zu empfehlen. Wenn Sie folgende Punkte beachten, werden Sie die gesundheitlichen Vorteile optimal nutzen können.

Brustschwimmen mit ständig angehobenem Kopf führt nicht nur zu schmerzhaften Nackenverspannungen, sondern fördert die starke Hohlkreuzbildung, die sich ungünstig auf die Bandscheiben und den Bewegungsapparat auswirkt. Legen Sie in der Gleitphase jedoch das Gesicht auf das Wasser, um auszuatmen, so befindet sich Ihr Kopf in Verlängerung der Wirbelsäule, Becken und Beine können sich parallel zum Wasser tragen lassen. Dies ist eine aufrechte Körperhaltung im Liegen, die sich positiv auswirkt. Keine Angst vor dem «Kopf unter». Eine Chlorbrille schützt Sie vor roten Augen und sorgt für eine klare Sicht.

Das Rückenschwimmen kann uneingeschränkt empfohlen werden. Für ein sanftes Herz-Kreislauf-Training schwimmen Sie möglichst zweimal pro Woche für etwa 15–20 Minuten. Schützen Sie sich vor Unterkühlung, trocknen Sie sich nach dem Bad ab, und wechseln Sie ggf. den Badeanzug. So verhindern Sie eine Blasenentzündung.

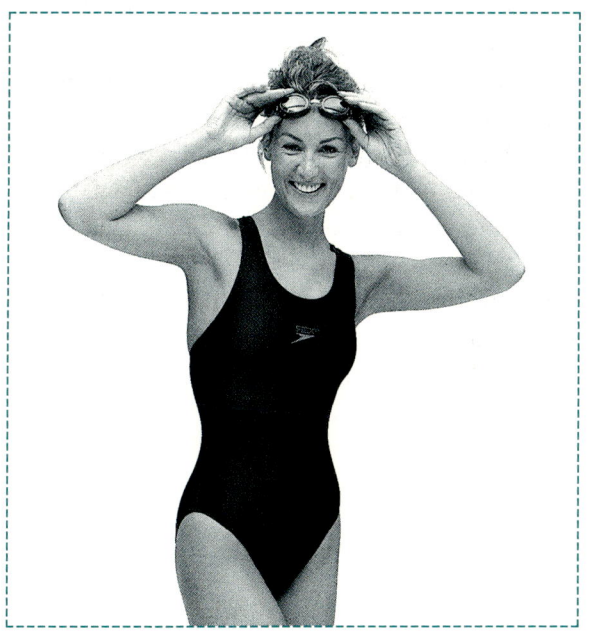

Fahrradfahren

Der positive Einfluß des Radfahrens hängt von der Bauart des Rades und der Wegbeschaffenheit ab.

Sorgen Sie für einen ausreichend hohen Lenker, um in einer aufrechten Körperhaltung bleiben zu können. Der tiefe Lenker eines Mountainbikes z. B. zwingt den Körper in eine Beugehaltung und ist daher nicht geeignet. Die Sitzhöhe sollte so eingestellt sein, daß das ausgestreckte Bein mit dem Fuß auf der Pedale im Kniegelenk leicht gebeugt bleiben kann. Vermeiden Sie eine Überstreckung der Gelenke.

Wählen Sie einen möglichst ebenen Radweg mit festem Untergrund, der Ihnen ein leichtes Fortkommen ermöglicht. So trainieren Sie auf sanfte Weise Ihr Herz-Kreislauf-System bei aufrechter Körperhaltung. Der venöse Rückfluß des Blutes aus den Beinen wird unterstützt, die Durchblutung im Beckenraum verbessert. Der Beckenboden wird von unten durch den Sattel gestützt, beckenbodenbelastende Einflüsse werden gemildert. Stellen Sie die Füße mit dem vorderen Teil auf die Pedale, das unterstützt die Spannkraft des Beckenbodens.

Ideal geeignet sind die sogenannten «Hometrainer» oder Fahrradergometer in Fitneßstudios. Hier können Sie sich einzig und allein auf die Bewegungsausführung konzentrieren und sind nicht den Unebenheiten eines Radweges ausgesetzt.

Ballett, Bartenieff Fundamentals

Das Körpertraining im Ballett besteht größtenteils aus aufrechten Positionen mit viel Muskelspannung, besonders in der Körpermitte. Die Bein- und Gesäßmuskeln sind immer gespannt. Übungen an der Stange verbessern das Gefühl für die aufrechte Haltung und die Streckung der Wirbelsäule. Der eher negative Effekt durch das übliche Anspannen der Bauchmuskulatur, verbunden mit einer Abflachung der Lendenwirbelsäule, ist im Gegensatz zum positiven Effekt in bezug auf den Beckenboden gering. Wenn Sie Sprünge vermeiden, haben Sie ein kräftigendes Ganzkörpertraining und genügend Möglichkeit, Ihren Beckenboden aktiv in die Bewegungen mit einzubeziehen.

Oder erkundigen Sie sich nach den «Bartenieff Fundamentals», benannt nach Irmgard Bartenieff, eine Reihe aufeinander aufbauender Körperübungen, meist am Boden, die die Unterstützung durch die tiefe Muskulatur, das Zwerchfell und den Beckenboden fördern. Das Ziel dieser ganzheitlich orientierten Körperarbeit ist es u. a., Bewegungen möglichst effektiv zu organisieren und damit die «innere» Verbundenheit zu unterstützen. Der Beckenboden ist dabei ein tragendes Element.

Inline-Skating

Mit der richtig erlernten Technik, vor allem des Bremsens, und einem entsprechenden Körperschutz ist Inline-Skating eine durchaus beckenbodenfreundliche Bewegungsform. Durch das abwechselnde Gleiten und Ausgreifen der Beine wird das Skaten zu einer Gleichgewichtsschulung, die eine gute Körperorganisation und Muskelspannkraft fördert. Fragen Sie in Vereinen oder Fitneßstudios nach Einführungskursen.

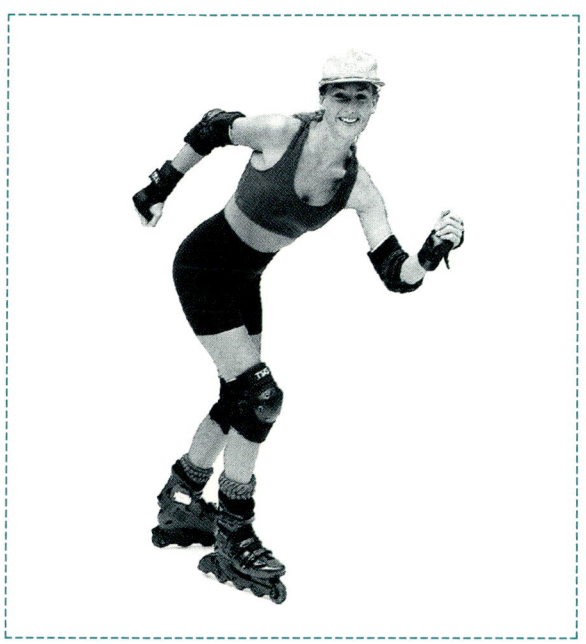

Tai Chi

Tai Chi bedeutet «die höchste Energie oder Quelle allen Lebens» und hat seine Ursprünge in den alten chinesischen Kampfkünsten. Deshalb ist es auch unter dem deutschen Namen «Schattenboxen» bekannt. Typisch sind die in Zeitlupe ausgeführten Bewegungen, die sich sowohl meditativ als auch anregend auswirken. Die überwiegend aufrechte Körperhaltung und die Verbesserung der Atmung wirken sich positiv auf den Beckenboden aus.

Qigong

Einfache Konzentrations-, Atmungs- und Bewegungsübungen asiatischen Ursprungs lassen das Qi (ausgesprochen «Tschi»), die nach chinesischer Sichtweise allumfassende Energie, ins Fließen kommen. Übungen für die Wirbelsäule verbessern die Haltung und kräftigen die Muskeln. Im Sinne der aufrechten Körperhaltung und der Entlastung des Beckenbodens ist diese Form der Körperarbeit empfehlenswert.

Das sollten Sie meiden

Folgende Sportarten mit ihren spezifischen Bewegungsformen sollten Sie bei akuten Beckenbodenbeschwerden meiden bzw. daran überprüfen, ob Ihre Beschwerden nicht dadurch sogar verschlimmert wurden.
Abzuraten, vor allem kurz nach einer Entbindung, ist von:

- *Jogging*, da es zu einer starken *Erschütterung* durch den fersenbetonten Aufsatz des Fußes vor der Abrollbewegung kommt.
- *High-impact Aerobic* und allen Formen des *Work Outs*, bei denen *Hüpfen*, *Springen* und *Federn* vorkommt. Zudem sind die weiten und ohne Beckenbodenspannung durchgeführten *Grätschen* (Squats) und die Kräftigungsübungen für die gerade Bauchmuskulatur extrem belastend. Häufig ist das Tempo dieser Stunden zu schnell, um auf eine exakte Bewegungsausführung achten zu können.
- *Tennis*, durch die oft *gebeugte Körperhaltung* und die extreme *Druckbelastung* im Bauchinnenraum bei den Schlägen verstärkt es die Beckenbodenschwäche.

Weitere Möglichkeiten der Körperarbeit

Im folgenden werden weitere Möglichkeiten der Körper- und Bewegungsarbeit im weiteren Sinne vorgestellt, die den Beckenboden in seiner Arbeitsweise unterstützen bzw. fördern können. Sie können das sanfte Beckenbodentraining ergänzen und weiterentwickeln und Ihnen auf dem Weg zum Wohlbefinden eine hilfreiche Unterstützung bieten. Entsprechende Kontaktadressen finden Sie im Anhang.

Kundalini Yoga

Kundalini Yoga ist ein bewegungsorientiertes Yoga. Dynamische Übungen, ruhige Bewegungen, Atem- und Entspannungsübungen sowie Meditation sind ein fester Bestandteil und finden je nach Zielgruppe (Geburtsvorbereitung, Yoga für Schwangere, Rückbildung usw.) ihre Entsprechung.

Im klassischen Kundalini Yoga nimmt der Beckenboden eine zentrale Stellung ein. In ihm ist das erste Steißchakra lokalisiert. Es ist das Hauptenergiereservoir für alle Lebensenergie. Um das erste Chakra ruht die sogenannte Kundalini- oder Schlangenenergie, die wie eine Schlange in dreifacher Windung um das Chakra liegt. Das Chakra wird durch Spannen des Beckenbodens aktiviert, was den ganzen Körper belebt. Wenn das erste Chakra nicht funktioniert, z. B. nach der Geburt sehr weit geöffnet ist, besitzt die Frau weniger Lebensenergie.

Allgemeine Empfehlung: Nehmen Sie Prana-Nahrung, sogenannte Sonnennahrung, zu sich. Dazu gehören Obst, Salate, Nüsse, Samen und viel reines klares Wasser. Essen Sie keine blähende Nahrung, da erhöhter Druck den Beckenraum belastet.

Osteopathie

Wörtlich übersetzt heißt Osteopathie «Knochenleiden». «Osteo-» steht hier jedoch stellvertretend für alle Arten von Gewebe, die von Osteopathen behandelt werden (Muskeln, Bänder, Gefäßsysteme, Nerven usw.). Das Ziel der Behandlung ist es, die Selbstheilungskräfte des Patienten in den betroffenen Bereichen zu aktivieren. Nach erfolgreicher Integration befindet sich der Organismus wieder innerhalb seines «Fließ-Gleichgewichts». Werden die Mobilitätsstörungen in den verschiedenen Geweben behoben, so können sich damit verbundene Symptome auflösen.

Die wichtigste Frage am Anfang der Behandlung, z. B. von einer Inkontinenz, lautet: Warum entsteht eine Inkontinenz? Meistens liegt ein Vorfall (Prolaps) zugrunde, durch den sich die Eingeweide nach unten bewegen. Osteopathen behandeln einen Vorfall durch eine sogenannte Faszilation. Damit geben sie einen manuellen Impuls, um Blase bzw. Darm in ihre ursprüngliche Lage zurückzubringen. Gleichzeitig sorgen sie in der bindegewebigen Linie von Blase, Bauchnabel, Mutterband, Leber, Brustbein, Zungenbein und Kiefer für einen Spannungsausgleich.

Allgemeine Empfehlung: Nach der Geburt ist der Beckenboden so belastet, daß kräftigende Übungen erst wieder Sinn machen, wenn man den Beckenboden wieder bewußt spürt.

Rolfing

Die Grundbehandlung im Rolfing nach Ida P. Rolf besteht aus einer zusammenhängenden Folge von zehn Sitzungen, die systematisch aufeinander bezogen sind. Innerhalb dieser Grundbehandlung wird der Körper mit Hilfe von tiefen Bindegewebsbehandlungen von Verspannungen und Ungleichgewichten befreit und umgeformt, so daß sich die Körperstruktur immer mehr der lotrechten inneren Aufrichtung annähern kann. Innere Aufmerksamkeit, die eigene Atmung und angeleitete Bewegungen unterstützen diesen Prozeß.

Es wird mit drei einleitenden Sitzungen begonnen, in denen u. a. die Art und Struktur der Bewegungsweise des Patienten analysiert wird. Daraus ergeben sich individuelle Behandlungen im Liegen, Sitzen oder Stehen. Die Sitzungen 4−7 sind die eigentlichen Behandlungen an den Oberschenkelinnenseiten, der Körpervorder- und -rückseite, dem Bauch und dem Hüftbeuger (Illiopsoas). Spezielle Sitzungen und Arbeit am Steißbein, als Ansatz der Beckenbodenmuskeln, oder Arbeit im Mund an Gaumen und Zungenboden als Korrelat zu Zwerchfell und Beckenboden können folgen. Die letzten drei Sitzungen dienen der Integration im ganzen Körper. Weitere aufbauende Sitzungen können nach einer Pause von etwa einem halben Jahr oder später folgen. Möglich sind auch einzelne auffrischende Sitzungen.

Eine Veränderung der Muskelspannung im Beckenboden bedeutet für die strukturelle Integration immer ein Ungleichgewicht aller Muskeln und Faszien. Der Körper ist im Konflikt mit der Schwerkraft. Alles im Beckeninnenraum fällt in den Beckenboden.

Atemtherapie

Die Atem- und Leibtherapie ist eine psycho-physische Methode, die über das subjektive Körpererleben des Patienten eine Verbindung zu seinem psychischen Befinden und umgekehrt herstellen soll. Dabei spielt die Atmung als Mittler eine zentrale Rolle. Die wichtigsten Methoden sind Körper-, Spür- und Kontaktarbeit, direkte und indirekte Beeinflussung der Atmung über Bewegungsübungen, Ruhelagerungen, Übungen mit Stimme, Sprache und Gesang mit der Möglichkeit, das Erfahrene verbal zu verarbeiten.

Die Arbeit setzt nicht an Störungen, sondern am gesunden Potential des Menschen an und findet in Gruppen- und Einzelarbeit statt. Indikationen sind psychosomatische Erkrankungen, funktionelle und degenerative Erkrankungen des Bewegungssystems. Arbeit an der Atmung ist immer auch Arbeit mit und am Beckenboden.

Der Anhang

Adressen

Berufsverband staatlich geprüfter
Gymnastiklehrerinnen und -lehrer e.V.
DGymB
Brunnenstr. 71
65835 Liederbach
Tel.: 06196 / 63229
Fax: 06196 / 644083

Die MediaDatei des Deutschen Gymnastik-
bundes vermittelt Ihnen kompetente Fachkräfte
für Beckenbodentraining.
Tel.: 06782 / 981080
e-mail: DGymB.Presse.und.Projekte@
t-online.de

Eurolab
Europäischer Verband für
Laban / Bartenieff
Bewegungsstudien e.V.
Im Breiten Wingert 11
69221 Dossenheim
Tel. / Fax: 06221 / 863526
e-mail: t.riehm@t-online.de

AFA
Arbeits- und Forschungsgemeinschaft
für Atempflege
Wartburgstr. 41
10823 Berlin
Tel.: 030 / 3953860
Fax: 030 / 3953823

Kundalini Yoga
Arbeitsgruppe für natürliche
Geburt in 3HO e.V.
Eppendorfer   Weg 213
20253 Hamburg
Tel.: 040 / 4203636 + 4203656
Fax: 040 / 42301199

Verband der Osteopathen
Deutschland e.V. (VOD)
Untere Albrechtstr. 5
65185 Wiesbaden
Tel.: 0611 / 9103661
Fax: 0611 / 9103662
Internet: www.osteopathie.de

European Rolfing Association e.V.
Klaus Nagel, Executive Director
Kapuzinerstr. 25
80337 München
Tel.: 089 / 54370940
Fax: 089 / 54370942
rolfingeurope@compuserve.com

Gesellschaft für Inkontinenzhilfe e.V.
Friedrich-Ebert-Straße 124
34119 Kassel
Tel.: 0561 / 780604 – 7390243
Fax: 0561 / 776770
GIH-kassel@t-online.de

Literatur

Albrecht, K., *Fit wie ein Turnschuh*. Basel 1995

Alexander, G., *Ein Weg der körperlichen Selbsterfahrung*. München 1992

Anders, F., *Tai Chi*. München 1994

Brand, U., *Eutonie*. München 1992

Brooks, Ch., *Erleben durch die Sinne*. Paderborn 1979

Brügger, A., *Gesunde Körperhaltung im Alltag*. Zürich 1988

Franke, K., *So lernt man Autogenes Training*. Stuttgart 1990

Frantzis, B. K., *Qi Gong*. Reinbek 1995

Gotved, H., *Harninkontinenz ist überwindbar*. Stuttgart 1991

Heller, A., *Geburtsvorbereitung Methode Menne-Heller*. Stuttgart 1998

Jacobs, D., *Die menschliche Bewegung*. Wolfenbüttel 1983

Kahle, W., Leonhardt, H., Platzer, W., *Taschenatlas der Anatomie*,
    2 Bde. Stuttgart 1991

Kempf, H. D., *Die Rückenschule*. Reinbek 1995

Kempf, H. D., Schmelcher, F., Ziegler, Ch.,
    Trainingsbuch Rückenschule. Reinbek 1996

Kitchenham-Pec, S., Bopp, A., *Beckenbodentraining*. Stuttgart 1997

Kruse, P., Pavlekovic, B., Haak, K., *Autogenes Training*.
    Niedernhausen 1992

Lodes, H., *Atme richtig*. München 1983

Netter, Frank H., *Atlas der Anatomie des Menschen*. Basel 1994

Ohm, D., *Progressive Relaxation*. Stuttgart 1992

Rolf, I. P., *Rolfing*. München 1997

Schäffler, A., Schmidt, S., *Mensch, Körper, Krankheit*.
    Bad Homburg 1997

Seitz, A. K., *Kundalini Yoga*. Reinbek 1999

Abbildungsnachweis

S. 15, 17, 23 aus: Heller, A., *Geburtsvorbereitung Methode Menne-Heller*.
Stuttgart 1998.

S. 16, 26 aus: Schäffler, A., Schmidt, S., *Mensch, Körper, Krankheit*.
Bad Homburg 1997.

S. 18, 19, 20, 22 Annette Simpson-Stusser

S. 69 aus: Höhnke, O., Ramme-Wichmann, A., *Bewegung und Entspannung am
Arbeitsplatz*. Stuttgart 1990

Die Autorin

Petra Otto, Jahrgang 64, ist Diplom-Bewegungspädagogin, staatl. geprüfte Gymna-
stiklehrerin und Rückenschullehrerin. Darüber hinaus ist sie ausgebildet in integrier-
tem Entspannungstraining und Klinischer Hypnose und Psychotherapie nach Milton
Erickson. Derzeit ist sie in Weiterbildung der Laban / Bartenieff-Bewegungsstudien
und des Body Mind Centering.

Seit über 12 Jahren arbeitet sie auf der Grundlage bewährter atem- und bewe-
gungspädagogischer Verfahren u. a. nach E. Gindler, D. Jacobs, G. Alexander, I. Middendorf sowohl im klinischen als auch im präventiv-pädagogischen Bereich.

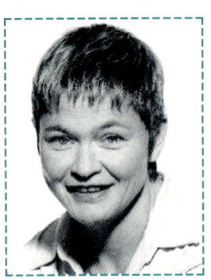